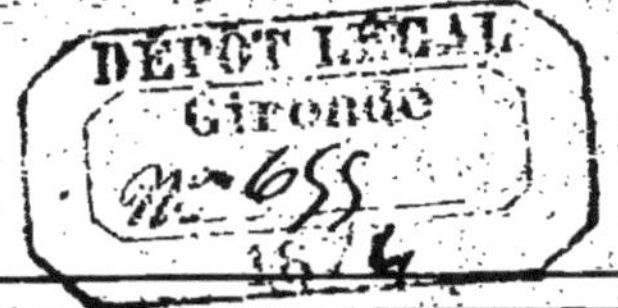

RAPPORT

SUR LA

QUESTION GÉNÉRALE

DES

CIMETIÈRES

PAR

M. MARTIN-BARBET

SECRÉTAIRE GÉNÉRAL DU CONSEIL CENTRAL D'HYGIÈNE PUBLIQUE ET DE SALUBRITÉ
DU DÉPARTEMENT DE LA GIRONDE

BORDEAUX
IMPRIMERIE ADMINISTRATIVE RAGOT
RUE DE LA BOURSE, 11-13.

1873

RAPPORT

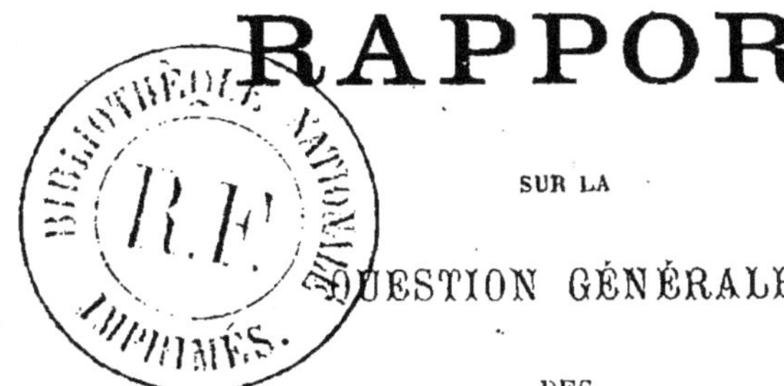

SUR LA

QUESTION GÉNÉRALE

DES

CIMETIÈRES

PAR

M. MARTIN-BARBET

SECRÉTAIRE GÉNÉRAL DU CONSEIL CENTRAL D'HYGIÈNE PUBLIQUE ET DE SALUBRITÉ
DU DÉPARTEMENT DE LA GIRONDE

BORDEAUX
IMPRIMERIE ADMINISTRATIVE RAGOT
RUE DE LA BOURSE, 11-13.

1873

RAPPORT

SUR LA

QUESTION GÉNÉRALE

DES

CIMETIÈRES

PAR

M. MARTIN-BARBET

SECRÉTAIRE GÉNÉRAL DU CONSEIL CENTRAL D'HYGIÈNE PUBLIQUE ET DE SALUBRITÉ
DU DÉPARTEMENT DE LA GIRONDE

Messieurs,

En suivant d'un œil attentif la marche et les progrès de l'humanité à travers le temps, ainsi que les conditions nouvelles de la vie sociale, on voit surgir et s'imposer, comme conséquence indispensable, des obligations auxquelles on n'avait pas songé jusqu'alors.

C'est à une nécessité de cet ordre que nous devons l'institution des Conseils d'hygiène, institution qui, si l'on en juge par ses résultats, est appelée à un grand avenir. Les questions qui leur incombent sont en effet nombreuses et importantes et, sentinelles vigilantes, ils font de la bonne philanthropie en s'appliquant à rendre l'hygiène de plus en plus populaire.

Parmi les graves questions soumises à notre examen, il en est une qui depuis nombre d'années a été l'objet de nos méditations les plus sérieuses, parce qu'elle touche en même temps à la sécurité publique et au sentiment, et qu'il n'est pas possible de sauvegarder l'une sans blesser l'autre, quelque délicatesse qu'on apporte dans l'expression de sa pensée, quelque mesure qu'on garde dans ses propositions.

En effet, le culte des morts, s'il n'est pas plus élevé, plus profond qu'autrefois, se présente aujourd'hui sous des formes nouvelles ; nous traversons une période où chacun, s'inspirant de sentiments très avouables, tient à conserver le plus longtemps possible cette enveloppe terrestre représentant ce que nous avons eu de plus cher ici bas, comme si nous espérions pouvoir l'arracher à une décomposition rapide, inévitable. Mais, en poursuivant un pareil but, en cédant ainsi exclusivement à ce culte de respect et d'affection, nous ne voyons qu'un côté de la question, celui qui touche au sentiment ; nous oublions ou nous négligeons toute autre préoccupation. C'est là, Messieurs, ce qui provoque votre intervention : vous venez, au nom du salut public, opposer un arrêt salutaire à des pratiques dont les conséquences fâcheuses commencent à se manifester. On a fait appel à la science, on lui a demandé les moyens de concilier l'affection d'outre-tombe avec les exigences de la sécurité publique. La science répond.

Vous n'avez pas oublié que les questions soulevées par la situation exceptionnelle de notre vaste cimetière, par son insuffisance reconnue, par le danger des caveaux comme mode d'inhumation avec concession perpétuelle, par la recherche d'un autre terrain, ont été de votre part l'objet d'une étude consciencieuse suivie de solutions pratiques.

Il vous souvient également qu'à la suite d'une discussion fort longue et après avoir approuvé le travail dans son ensemble, vous réservâtes deux questions d'un ordre général : (séance du 22 décembre 1871), ces deux questions, qui portent les n°s 2 et 3 des conclusions, nous les reproduisons ici :

« 2° Les concessions perpétuelles donnant lieu à la création de caveaux seront formellement interdites ;

« 3° A l'avenir, toute concession accordée dans le nouveau cimetière sera simplement délimitée par une grille ou des plantations (dont on déterminera ultérieurement la nature) et formera un champ commun particulier. »

Tout en reconnaissant la valeur des arguments sur lesquels ces conclusions s'appuyaient, vous n'osâtes pas en voter la rigoureuse nécessité, et en transformant la commission ordinaire en commission permanente (1), vous lui donnâtes la mission de poursuivre ses recherches et ses observations afin de savoir s'il n'y aurait pas possibilité de modifier ces

(1) Membres de la Commission : MM. Levieux, *vice-président*, Alard, Gintrac, Mailho, Métadier, Micé, Robineaud et Martin-Barbet, *rapporteur*.

conclusions, sans perdre de vue le grand intérêt de la salubrité publique.

C'est pour répondre à votre désir que depuis cette époque la question des cimetières était à l'étude; nous sommes heureux de pouvoir nous présenter aujourd'hui devant vous avec des documents complets qui vous permettront de vous prononcer en connaissance de cause.

Lorsque la question de la Chartreuse revint à nouveau devant le Conseil, la commission fut incidemment amenée à dépasser la limite qui lui était assignée par la question soumise à votre examen en ce moment-là ; tout se lie en effet dans une étude, et ici, l'insuffisance notoire du terrain, la recherche d'un autre emplacement pour la création d'un nouveau cimetière, vous conduisirent tout naturellement à étudier les causes de cette rapide insuffisance ; d'un autre côté, la multiplicité des projets présentés afin d'augmenter le nombre des ensevelissements dans le même terrain, la diminution successive du temps laissé au champ commun avant son réemploi, constituaient une série de faits que votre attention ne devait pas laisser échapper.

Cette question, toute locale, prenait, en l'envisageant de près, des proportions telles qu'on pouvait la considérer comme renfermant en elle un intérêt général de premier ordre. Nous avons assisté ici, dans une courte période précédant l'époque actuelle, à cette manifestation moderne concernant le culte des morts ; nous avons vu avec quelle rapidité des espaces considérables, réservés à notre dernière demeure, devenaient insuffisants, et nous avons pu, par la pensée et en nous appuyant sur les faits, nous faire l'idée des graves conséquences que nous accumulions sciemment, et quels dangers nous ménagions aux générations futures.

Les produits qui résultent de la décomposition organique sont des plus délétères, et l'homme doit prendre les plus grandes précautions pour se soustraire à leur pernicieuse influence ; aujourd'hui, tout le monde sait avec quelle rapidité se propagent les épidémies et quels sont les désastres qu'elles traînent après elles. C'est afin d'éviter leur invasion qu'ont pris naissance les comités sanitaires, les conseils d'hygiène, etc., ayant pour mission d'étudier toutes les questions qui se rattachent directement ou indirectement à la conservation et à la prolongation de l'existence humaine : c'est l'hygiène générale prenant la forme légale, et complétant l'hygiène particulière à laquelle la raison soumet chacun de nous.

De tout temps, notre dépouille mortelle a été soumise à des mesures spéciales qui s'inspiraient toujours, pour le favoriser, du culte qu'on doit à ceux qui ne sont plus ; nous n'avons pas à faire l'historique des phases diverses qui ont signalé ces différentes époques, mais nous devons constater que la seconde moitié du siècle que nous traversons a vu se développer, d'une manière de plus en plus marquée, l'usage de conserver presque d'une manière absolue les dépouilles de ceux qui nous ont appartenu ; de là, cette multiplicité de caveaux, constituant chacun en particulier un foyer permanent d'infection, et comme conséquence, cette quantité innombrable d'exhumations journellement pratiquées. C'était à la suite d'observations et de remarques les plus sérieuses que votre Commission avait présenté les deux conclusions que vous crûtes nécessaire de réserver en présence de l'opposition qu'elles semblaient devoir provoquer dans l'opinion publique ; malgré la valeur des arguments dévoilés dans la discussion, vous aviez reculé devant une mesure sagement raisonnée, mais qui, selon vous, pouvait froisser les esprits en apportant dans les pratiques actuelles un changement trop radical.

La Commission, désireuse de tout concilier, s'est de nouveau mise résolument à l'œuvre; elle a décidé qu'elle ferait une enquête européenne, et après avoir rédigé un questionnaire (dont il vous est donné communication plus loin) elle a prié, par lettre spéciale et au nom du Conseil, MM. les Consuls résidant dans notre ville de vouloir bien en transmettre plusieurs exemplaires à leurs gouvernements respectifs, afin de les faire remplir le plus tôt possible et de vous les renvoyer.

Il avait semblé à votre Commission que l'enquête à laquelle elle allait se livrer ne devait porter que sur les villes les plus populeuses ; c'est en s'appuyant sur cette pensée que les envois du questionnaire comprenaient :

Pour les Iles Britanniques :

Londres ;
Newcastle, R, (1) ;
Manchester, R ;
Liverpool, R ;
Birmingham ;
Bristol, R ;
Edimbourg, R ;
Glascow ;
Dublin ;
Belfast, R.

Pour le Danemark :

Copenhague.

Pour la Suède :

Stockholm, R.

Pour la Russie :

Saint-Pétersbourg, R ;
Moscou ;
Odessa ;
Varsovie.

Pour la Belgique :

Bruxelles, R ;
Anvers ;
Gand, R.

---

(1) R. Indique les villes dont les réponses nous sont parvenues.

Pour la Hollande :

Amsterdam, R ;
La Haye.

Pour l'Autriche :

Vienne, R ;
Grätz, R ;
Prague, R ;
Lemberg ;
Pesth.

Pour l'Allemagne :

Berlin, R ;
Cologne, R ;
Breslau, R ;
Munich, R ;
Francfort-sur-le-Mein, R ;
Stettin, R ;
Kœnigsberg, R ;
Hambourg, R.

Pour le Portugal :

Lisbonne.

Pour l'Espagne :

Madrid ;
Cadix ;
Cordoue ;
Malaga ;
Sarragosse ;
Valence ;
Barcelone.

Pour l'Italie :

Bologne, R ;
Turin, R ;
Milan, R ;
Venise, R ,
Florence, R ;
Rome, R ;
Naples, R.

Pour la Grèce :

Athènes, R ;

Pour la Turquie :

Bucharest ;
Andrinople ;
Constantinople.

Sur ces treize puissances, neuf ont répondu et leurs réponses comprennent les documents fournis par trente-et-une villes des plus importantes d'Europe, au point de vue du chiffre de la population.

L'Espagne n'a fourni aucun renseignement ; cela tient sans doute aux conditions politiques qu'elle traverse ; du reste, d'après les données que nous avons pu recueillir, il existerait une grande analogie avec ce qui se pratique en Italie.

Quant à la Turquie, si l'on s'en rapporte aux usages de ses habitants, l'Europe ne pourrait rien emprunter aux pratiques suivies dans ce pays ; nous pouvons donc considérer comme très-suffisants les documents recueillis.

Nous reproduirons intégralement à la fin du rapport toutes les réponses qui nous sont parvenues; l'administration trouvera là des renseignements qui pourront lui être d'une grande utilité. Quant à la Commission, elle a pensé ne devoir relever, dans chacune des réponses, que les points sur lesquels elle aura à s'appuyer et qui intéressent directement la solution qu'elle avait à vous présenter.

En tête de cet état comparatif, nous placerons les documents officiels qui sont fournis pour la ville de Bordeaux et qui reproduisent, à peu de chose près, croyons-nous, ce qui se pratique généralement en France.

I

ANALYSE DES DOCUMENTS REÇUS

VILLE DE BORDEAUX

194,241 habitants.

6,500 décès par an.

La distance des maisons habitées est de quinze mètres.

Le champ commun est employé pour de nouvelles inhumations au bout de six ans limite maximum.

Les fosses ont 80 centimètres de largeur, 2 mètres de profondeur et 2 mètres de longueur ; le terre-plein qui sépare deux fosses consécutives est de 40 centimètres.

Les demandes de concessions perpétuelles sont en moyenne de cent par an, elles exigent la construction d'un caveau au-dessous du sol généralement sans divisions et assez souvent surmonté d'une chapelle.

Les exhumations sont nombreuses ; elles sont soumises à des mesures de sauvegarde, au point de vue de l'hygiène.

Iles Britanniques.

VILLE DE BELFAST

174,394 habitants.

1,216 décès par an. Ce chiffre nous paraît être le résultat d'une erreur.

Distance des maisons habitées : 20 mètres.

Il existe deux cimetières.

Le champ commun n'est repris qu'au bout de vingt ans.

Les fosses ont 9 pieds sur 4 et 12 de profondeur ; la distance entre chacune d'elles est de 1 pied 8 pouces.

Les demandes de concessions perpétuelles sont de 304 par an.

Chaque corps est placé dans une cellule spéciale, sous le sol, et recouvert de dalles cimentées.

Les exhumations ne sont pas permises.

VILLE D'ÉDIMBOURG

196,989 habitants.

5,121 décès par an.

Il existe onze cimetières appartenant à diverses époques et six créés depuis 1850.

La distance est de 100 yards (1) au moins des maisons habitées, quelquefois cependant des villas longent l'un des murs du cimetière. L'inhumation n'a lieu que le cinquième jour après le décès.

Les chambres mortuaires sont considérées comme inutiles.

Les autres questions sont restées sans réponse par suite de données insuffisantes.

VILLE DE BRISTOL

180,000 habitants.

Cinq ou six cimetières.

---

(1) Le yard, 0m 914.

Il n'est tenu aucun compte de la distance des maisons habitées.

Les inhumations ont lieu du cinquième au septième jour après le décès.

Des chambres mortuaires existent dans un seul cimetière.

Les fosses ont 7 à 8 pieds de longueur, 3 à 4 de largeur et 7 à 9 de profondeur.

Les concessions perpétuelles sont au-dessous du sol, le plus souvent dans des fosses à revêtement de briques.

Pas d'exhumations.

VILLE DE MANCHESTER

384,644 habitants; 700,000 avec les faubourgs.

10,100 décès par an pour la ville seule.

Un cimetière de 40 acres 1/2. (1)

Un second en voie de création, de 90 acres.

Le premier est à deux milles (2) de distance de la Bourse.

Le deuxième, à quatre milles et à un demi-mille des maisons habitées.

Pas de réglementation pour la limite assignée à l'inhumation.

Les fosses ont 9 pieds 6 pouces sur 4 pieds 6 pouces et de 13 à 14 pieds de profondeur.

Reprise du champ commun pour de nouvelles inhumations après une période de dix-huit à vingt ans.

---

(1) L'acre : 0 hectare 405. — (2) Le mille : 1,609 mètres 31.

La proportion des inhumations dans les fosses particulières est de 1 à 3.

Il est très rarement construit de caveaux.

Les exhumations ne sont pas permises; toutes les inhumations se font en champ commun ou dans des fosses vendues aux familles à perpétuité.

VILLE DE NEWCASTLE-ON-TYNE

130,000 habitants.

2,990 décès par an.

Six cimetières à 40 yards des maisons habitées.

Inhumation, le quatrième jour après le décès.

Pas de chambres mortuaires.

Les fosses ont 9 pieds sur 4, profondeur 6 à 8, distantes de 3 pieds.

Le champ commun reste intact pendant une période de quatorze ans pour les adultes et de huit ans pour les enfants.

Les fosses perpétuelles sont dans les proportions de 1 à 200; les corps sont dans des cellules séparées et scellées, sous le sol, et ne sont plus remués.

Les exhumations sont très rares et soumises à des demandes d'autorisation spéciale.

N.-B. On fait observer qu'autrefois les cimetières étaient petits; aujourd'hui, ils sont plus considérables et situés à une grande distance; il serait à désirer qu'ils fussent plus éloignés, surtout lorsqu'il existe des chemins de fer.

VILLE DE LIVERPOOL

500,000 habitants.

13 à 14,000 décès par an.

Huit cimetières, dont quatre petits.

Distance des maisons habitées : 100 yards.

Les inhumations ont lieu au bout de trois ou quatre jours, à moins de cas spécial (mort par infection, épidémie, etc.).

Pas de chambres mortuaires.

Les fosses ont 8 pieds sur 4 et 9 à 14 pieds de profondeur ; elles sont séparées entre elles par une distance d'un pied et demi.

Le champ commun est réoccupé au bout de 14 ans.

Les fosses concédées sont, en moyenne, de 545 par an ; chaque cercueil est mis dans une tombe, placée sous le sol et hermétiquement close.

Les exhumations n'ont lieu que pour des cas déterminés, mais toujours fort rares.

. . . .

Si nous résumons les documents que nous venons de faire passer sous vos yeux, nous verrons, Messieurs, que les usages généraux dans ces grands centres de population se résument dans les conditions suivantes :

Grands cimetières ; éloignement des habitations ; fosses larges et profondes ; champ commun ne servant à de nouvelles inhumations qu'après une période de quinze à vingt ans ; pas de caveaux ; concessions ordinaires en terrain ; inhumations directes dans le sol ; absence d'exhumations. Quant aux chambres mortuaires pour les cas de mort apparente, le long délai écoulé entre le décès et l'inhumation (de trois à huit jours) en détruit la nécessité.

Ces conditions actuelles sont-elles le résultat des améliorations poursuivies depuis quelques années ? On ne saurait en douter, en lisant le compte-rendu officiel de l'enquête faite en 1860 sous la direction de M. le docteur Letheby et de M. Grainger ; ce n'est qu'en prenant connaissance de ce mémoire qu'on peut se faire une idée des conditions désastreuses dans lesquelles se trouvaient plusieurs localités. Des actes récents du Parlement ont interdit les cimetières au sein des villes et les inhumations dans les caveaux des églises.

Suède

VILLE DE STOCKOLM

136,016 habitants.

4,164 décès par an.

Dès l'origine huit cimetières ; aujourd'hui et par extinction un seul, à près d'un kilomètre de la ville.

Le délai avant l'inhumation est de trois jours et peut atteindre huit jours.

Pas de chambres mortuaires.

Les fosses ont pour les adultes 9 pieds de longueur, 5 pieds de largeur et 6 pieds de profondeur ; les cercueils sont placés à côté les uns des autres.

Les fosses ne sont reprises qu'après une période minimum de vingt ans.

Dans les concessions particulières, les cercueils sont mis directement dans le sol.

Comme exception, il existe des tombeaux murés avec des cellules communes, au nombre de quarante à cinquante et qui sont placées au-dessous du sol ; la pierre-couverture est munie de trous pour la ventilation.

Les exhumations sont permises; elles semblent très rares.

Les inhumations dans les fosses murées paraissent soumises à certaines mesures, telles que l'embaumement ou toute autre préparation empêchant la décomposition; la fosse est ensuite remplie de sable mêlé avec de la chaux.

L'état actuel est satisfaisant et le sera davantage dès que les derniers cimetières en ville ne serviront plus, ce qui est à la veille d'arriver.

. . . .

Nous trouvons là encore l'application de principes généraux comprenant :

De grands cimetières éloignés des villes; les inhumations dans le sol; l'absence de caveaux analogues aux nôtres; champs communs abandonnés pendant vingt ans.

Russie

VILLE DE SAINT-PÉTERSBOURG

670,663 habitants.

26,000 décès par an.

Quatre cimetières principaux et dix-huit moins grands.

Distance des maisons habitées : 100 sajènes (1).

L'inhumation a lieu le troisième jour après le décès.

(1) La sajène, 7 pieds, 2 mètres 133.

Les chambres en cas de mort apparente n'existent pas ; on va en ériger une dans le nouveau cimetière.

La nature du terrain est marécageuse ou tourbeuse, la terre glaise est rencontrée à quelques pieds au-dessous.

La profondeur des fosses est de 2 archines 1/2 (2), la longueur de 3, la largeur d'un demi, et la distance légale entre deux fosses est d'un archine ; toutes les tombes sont en concessions perpétuelles ; la loi défend de toucher à une place qui conserve encore quelques indices.

Pas de caveaux ; les cercueils, mis dans des cellules spéciales (tombeaux de famille), se trouvent dans le sol, couverts d'un monument ou d'une pierre.

Les exhumations semblent très-restreintes.

Après une étude spéciale faite par l'Administration municipale de la ville, on vient de fonder deux grands cimetières, à une distance de 12 et 14 kilomètres de la ville, sur des voies de chemins de fer, l'un au sud et l'autre au nord.

L'un d'eux a été inauguré en 1872 ; le second doit l'être dans l'été de 1873.

. . . .

Malgré un rappel de notre première lettre et un envoi spécial fait à l'ambassadeur de Russie à Paris, là se bornent les documents fournis par cette puissante nation. Il est probable toutefois que des conditions analogues doivent exister dans les localités qui ne nous ont fourni aucun renseignement.

---

(2) L'archine, 0 mètres 712.

Nous remarquerons que la tendance actuelle est de créer de grands cimetières, très-éloignés des villes; d'avoir toutes les inhumations en concessions perpétuelles; de les faire directement dans le sol, sans caveaux, et de n'autoriser des exhumations que dans des cas très-restreints. Les mesures spéciales se trouvent ainsi inutiles, la manière de procéder offrant toute garantie.

Belgique

VILLE DE BRUXELLES

185,000 habitants.

5,500 décès par an.

Trois cimetières; superficie : six hectares.

Distance des maisons habitées : 50 mètres.

Inhumations : deux jours après le décès.

Retour aux anciennes fosses du champ commun au bout de cinq ans.

Quant aux concessions perpétuelles, caveaux, exhumations, on trouve les mêmes usages qu'à Bordeaux et dans des conditions à peu près analogues.

VILLE DE GAND

125,840 habitants.

4,000 décès par an.

Trois cimetières; l'un d'eux, insuffisant, a du être fermé vers la fin de 1872 et remplacé par un nouveau dont la contenance est de quatre hectares et demi.

Inhumation : vingt-quatre heures après le décès.

Les demandes de concessions ont été jusqu'en 1872 de sept par an en moyenne.

Les autres conditions comme en France.

. . . .

La Belgique nous offre une grande analogie avec ce qui se pratique chez nous ; il est bon de remarquer toutefois que si l'on ne trouve pas de *desiderata* au mode suivi, c'est que la plupart des concessions perpétuelles sont des terrains où l'on inhume directement et que pour la ville de Gand les demandes dans une période de six ans la plus rapprochée de nous, (1866 à 1872) n'ont été que de sept par an.

Hollande

VILLE D'AMSTERDAM

273,511 habitants.

7,000 décès par an.

Trois cimetières, éloignés de 50 mètres des maisons habitées.

Inhumation : trente-six heures après le décès et pouvant aller jusqu'au cinquième jour.

Le sol, de nature marécageuse, est exhaussé avec du sable.

Dimensions des fosses, à peu près comme en France.

Reprise des terrains pour être consacrés à de nouvelles inhumations, après une période de dix ans.

Les concessions perpétuelles sont au nombre de 130 à 140 par an, les cercueils sont placés dans le sol.

Des caveaux existent, mais il n'est fourni aucun renseignement à ce sujet.

Les exhumations sont permises.

VILLE DE ROTTERDAM

123,677 habitants.

3,600 décès par an.

Deux cimetières.

Toutes les autres conditions analogues à celles de la ville d'Amsterdam,

Il importe d'établir comme remarque importante qu'à propos des demandes de concessions perpétuelles, il n'y en a eu que *trois* dans une période de quarante ans.

Nous ne trouvons ici rien de particulier à signaler; la question des caveaux n'est pas susceptible d'appréciation par suite des renseignements insuffisants qui sont fournis à ce sujet.

Autriche

VILLE DE VIENNE

632,000 habitants.

22,000 décès par an.

Il existe cinq cimetières municipaux, un protestant, un grec, un israélite.

La distance des maisons habitées est de 5 à 50 toises et plus.

Les inhumations n'ont lieu qu'après un délai de quarante-huit heures.

Il existe des chambres d'attente dans des quartiers isolés, et placées sous la surveillance de gardiens spéciaux.

Les fosses ont de 6 à 8 pieds de profondeur, 7 de longueur, 6 de largeur et on laisse entre elles un espace de 2 pieds.

Les inhumations dans les mêmes terrains n'ont lieu qu'après une période de dix à douze ans.

Les concessions perpétuelles sont environ de 2,300 par an, mais elles ne constituent pas pour cela l'obligation de construire des caveaux. La plus grande partie est à l'état de fosses particulières et les cercueils se trouvent placés directement dans la terre. Quant on construit des caveaux, la maçonnerie en est faite grossièrement et sans mortier. Les exhumations particulières ne paraissent pas très-répandues ; elles ont lieu moyennant une autorisation spéciale. Il existe là, pour le champ commun, ce qu'on désigne sous le nom de fosses à compartiments ; ces fosses reçoivent de vingt-huit à trente corps ; elles paraissent être très-dangereuses au point de vue de l'hygiène.

L'état actuel laisse, du reste, beaucoup à désirer ; la nature des terrains très-perméables permet les infiltrations ; d'un autre côté, les produits de la décomposition, n'ayant pas une quantité de terre suffisante pour être absorbés, se répandent à d'assez grandes distances.

Aussi, pour obvier en partie à ces inconvénients, la ville vient-elle d'acheter, sur la route de Hongrie, un terrain de 350 arpents (1) de nature d'alluvion sablonneuse, dans lequel on ne trouve l'eau qu'à une profondeur de dix à douze pieds; il est situé loin de toute habitation et la pente d'écoulement se dirige vers le Danube. Dans ce nouveau cimetière, qui doit être ouvert en 1873, il n'y aura plus de fosses à compartiments; les concessions ne seront plus que temporaires et renouvelables au bout de 10 ans.

VILLE DE GRATZ

81,119 habitants.

3,000 décès par an.

Six cimetières, entourés d'habitations.

Inhumation, quarante-huit heures après le décès.

Réemploi des terrains au bout de dix ans.

Les autres renseignements ne répondent pas exactement aux questions posées.

Les améliorations qu'on voudrait voir établir sont l'éloignement des cimetières, la destruction des corps par le feu ou la chaux, etc.

VILLE DE PRAGUE

157,713 habitants; avec les deux faubourgs de Carolinenthal et de Smichor, et la commune de Veimbergt, la population s'élève à 198,000.

La moyenne des décès pour Prague seulement est de 6,736.

Il existe deux cimetières importants, à deux et trois kilomètres de la ville, sur une hauteur.

(1) L'arpent vaut environ 0 hectare 341.

Les inhumations ont lieu le troisième jour après le décès.

Il existe, dans les églises paroissiales ou dans leur voisinage, des chambres mortuaires destinées à conserver les corps jusqu'au moment de leur inhumation.

Les fosses ont en moyenne 7 à 8 pieds de longueur sur 2 1/2 à 4 de largeur et 6 de profondeur. La distance entre deux fosses consécutives est d'un pied environ.

Les champs communs sont repris au bout de sept ans pour les adultes et de cinq ans pour les enfants.

Les demandes de concessions perpétuelles sont de quatre-vingt-dix par an.

Les tombeaux de famille sont contre le mur d'enceinte, construits en briques bien cuites ; leurs murs ont l'épaisseur d'une brique.

Les corps sont mis dans le sol, sauf de rares exceptions où l'on pratique des cellules dans l'intérieur de la construction supérieure, disposées pour recevoir chacune un corps. Les tombeaux, surmontés d'une construction, sont munis d'un système de ventilation pour l'échappement des gaz provenant de la décomposition.

Les concessions embrassent un espace de sept années et sont renouvelables; les fosses communes, qui semblent représenter ce que nous désignons ici par champ commun, ne reçoivent plus, depuis une décision récente, que quinze cercueils.

Les exhumations sont permises et soumises à des précautions hygiéniques qu'on n'indique pas.

Au point de vue des renseignements généraux, on croit que l'éloignement des cimetières et l'abandon de l'usage d'inhumer plusieurs corps dans une fosse commune seraient désirables.

. . . .

En résumé, nous trouvons ici, à côté des anciens usages, une tendance à des modifications radicales :

Création de grands cimetières, très-éloignés des villes ; demande d'abandonner un usage reconnu essentiellement mauvais (l'accumulation de plusieurs corps dans une fosse commune).

Les chambres mortuaires qui existent ne nous semblent pas instituées spécialement pour les cas de mort apparente ; mais bien plutôt pour d'autres exigences.

Les concessions perpétuelles présentent des conditions qui semblent différer essentiellement des nôtres ; du reste, les renseignements fournis ne nous paraissent pas assez probants pour formuler une appréciation exacte de ce qui se passe dans ces localités.

Allemagne

VILLE DE BERLIN

900,000 habitants.

26,000 décès par an.

Trente-six cimetières appartenant à autant de paroisses, dont ils sont la propriété.

Les nouveaux sont situés à plus d'un kilomètre de la ville.

Un délai de trois jours pour l'inhumation est exigé après le décès.

Il existe des chambres mortuaires, mais elles sont plus spécialement destinées à servir de lieux de dépôt avant l'inhumation.

La longueur des fosses est de 2 mètres 20, sur 1 mètre 10 de large et sur 1 mètre 88 de profondeur.

Les corps sont disposés en longues rangées, cercueil contre cercueil.

Le champ commun reste intact pendant une période de trente ans.

Pas de concessions perpétuelles, mais tombeaux de famille dans des conditions spéciales et dont le terrain est entouré d'une grille de fer; la construction des caveaux est permise; ils paraissent peu généralisés.

Les cercueils doivent être recouverts de zinc et de bois ou être en métal.

Les exhumations ne sont permises que sur l'approbation de la police sanitaire, ce qui semblerait indiquer qu'elles sont rares.

VILLE DE BRESLAU

208,025 habitants.

6,600 décès par an.

Vingt-huit cimetières encore employés et treize fermés.

Création, depuis quelques années, de deux cimetières communaux (dont l'un a une superficie de vingt-cinq hectares) éloignés de la ville d'un à deux kilomètres.

Les inhumations ont lieu au plus tôt trois jours après le décès.

Quelques cimetières sont pourvus de chambres d'attente.

La reprise des terrains destinés à de nouvelles inhumations n'a lieu qu'après une période de vingt ans.

Il existe des caveaux construits en briques et fermés aussi hermétiquement que possible.

Les concessions à époques déterminées ne sont pas pratiquées; les places concédées, lorsqu'elles sont complètement occupées, peuvent être reprises et employées à nouveau.

Les exhumations ne sont permises que sous la surveillance de la police.

Les dispositions existantes sont critiquées; la tendance est de fermer les cimetières qui se trouvent dans l'intérieur ou dans le voisinage immédiat de la ville.

VILLE DE KŒNIGSBERG

112,000 habitants.

4,258 décès par an.

Quatorze cimetières isolés des maisons habitées.

Délai de cinq jours avant l'inhumation.

Les fosses ont 6 à 10 pieds de profondeur, 6 à 7 de longueur, 3 de largeur; la distance entre deux fosses consécutives est de 4 pieds.

Le terrain ne sert à de nouvelles inhumations qu'après une période de quinze ans.

Peu de concessions perpétuelles, beaucoup de temporaires (15 ans); peu d'exhumations, jamais en temps d'épidémie.

Le transfert des cimetières hors ville et aussi loin que possible a été décidé.

L'usage des cercueils en plomb tend à se généraliser.

VILLE DE HAMBOURG

340,000 habitants.

10,000 décès par an.

Plusieurs cimetières peu éloignés des maisons habitées.

Délai avant l'inhumation : de trois à huit jours.

Chambres mortuaires destinées à recevoir les corps avant l'inhumation.

Les fosses sont communes et profondes; elles reçoivent de quatre à cinq cercueils superposés et séparés par un peu de terre.

Les terrains ne sont réemployés qu'au bout d'une période de quinze à vingt ans.

Les concessions perpétuelles ne sont plus accordées.

Les concessions privées prennent fin vingt-cinq ans après la dernière inhumation.

Les caveaux semblent être construits comme ceux de Bordeaux. De mauvaises odeurs sont signalées pendant les premiers jours après l'inhumation.

Les exhumations ne sont permises que sur l'autorisation expresse du conseil de santé.

VILLE DE FRANCFORT-SUR-LE-MEIN

90,000 habitants.

2,300 décès par an.

Trois cimetières à un kilomètre environ des habitations.

Le délai avant l'inhumation est de trois jours.

Il existe des chambres mortuaires.

Le champ commun ne sert pour de nouvelles inhumations qu'après une période de vingt ans.

Les tombeaux pour les concessions perpétuelles sont au-dessous du sol, une galerie s'étend au-dessus.

Les exhumations ne sont permises qu'exceptionnellement.

VILLE DE COLOGNE

129,233 habitants.

4,192 décès par an.

Un seul cimetière à un kilomètre de la ville.

Inhumation : trois jours après la mort.

Les fosses ont 2 mètres 20 de long, 1 mètre 10 de large et 1 mètre 88 de profondeur ; entre deux fosses le terre-plein est de 0 mètre 35.

Il existe une chambre mortuaire pour les morts qu'on ne peut pas garder à domicile. La surveillance en est confiée au gardien.

Les terrains du champ commun ne peuvent être repris qu'après une période de quinze ans.

Plus de concessions perpétuelles, mais des concessions temporaires de cinquante ans, renouvelables,

Les caveaux de famille sont sous le sol; on y arrive par une trappe en fer donnant accès dans un passage de 2 mètres 50 de long sur 4 mètres de large et 4 mètres de profondeur; sur les deux côtés se trouvent des cellules destinées à recevoir chacune un corps; après l'inhumation elles sont scellées; le tout est ensuite recouvert d'une couche d'asphalte sur laquelle se trouve 1 mètre de terre destiné à établir un jardin.

Les exhumations sont permises; le sol et le cercueil sont abondamment arrosés de chlorure de chaux liquide; un drap, imbibé de cette même solution, entoure le cercueil. Les chambres en cas de mort apparente semblent encore à l'étude. Dans les considérations générales, on émet l'avis favorable au transfert du cimetière loin de la ville, tout en tenant compte également de la nature du terrain, de la direction des vents et affirmant la nécessité des plantations.

VILLE DE MUNICH

168,000 habitants.

6,000 décès par an.

Les renseignements fournis sont relatifs à la rive gauche de l'Isar.

Il existe deux cimetières, celui du sud et celui du nord; ils sont entourés de maisons habitées.

On ne procède à l'inhumation que deux jours après le décès.

Une visite médicale est faite aussitôt après le décès et une seconde avant l'inhumation.

Les corps, aussitôt après la mort, sont portés dans des chambres mortuaires où ils restent jusqu'au moment de l'inhumation.

Le champ commun est repris au bout de six à sept ans.

Les tombeaux de famille ne sont plus concédés depuis deux ans; on ne permet plus de faire des constructions à cause de la grande rapidité avec laquelle le terrain est envahi et de l'arrêt de la décomposition par suite de terre insuffisante.

....

Les points principaux qui ressortent des documents qui ont été fournis par l'Allemagne sont les suivants :

Tendance à remplacer les nombreux cimetières (chaque paroisse avait le sien) par de plus grands très éloignés de la ville;

Délai avant l'inhumation, de deux à huit jours;

Reprise des champs communs, pour les affecter à de nouvelles inhumations, au bout d'une période moyenne de quinze à vingt ans ;

Absence presque générale de concessions perpétuelles;

Terrains concédés employés le plus souvent sans construction; caveaux peu nombreux et dans tous les cas soumis à des mesures de sécurité. Ces créations sont entièrement condamnées à Munich qui paraît être la ville où l'organisation relative aux ensevelissements est la plus complète et la plus irréprochable.

En dehors de la proximité des villes, les conditions générales indiquées semblent offrir toute garantie.

C'est en Allemagne que nous trouvons généralisée l'organisation des chambres mortuaires. Primitivement elles semblaient affectées à tout autre but que celui relatif aux morts apparentes. La longueur du délai avant l'inhumation semblait être la raison la plus importante à invoquer pour l'établissement de chambres d'attente destinées à recevoir provisoirement les corps avant l'inhumation. Il est évident que ce délai lui-même pouvait avoir pris naissance sous l'influence du désir bien naturel d'éviter des méprises et surtout de conserver le plus longtemps possible ceux qu'on a perdus.

Du reste, cette sage précaution ne paraît pas avoir été justifiée par l'événement et on ne dit pas qu'on ait eu l'occasion de reconnaître qu'on se soit trouvé en présence d'une inhumation précipitée.

Les habitants répugnent, en outre, à profiter de ces facilités; ils préfèrent garder leurs morts chez eux, souvent même au risque de certaines difficultés inhérentes à l'exiguité du local.

Italie

VILLE DE ROME

247,437 habitants.

7,800 décès par an.

Un cimetière principal, à 919 mètres de la ville.

Trois autres dans la banlieue, à trois ou quatre kilomètres.

Le délai avant l'inhumation est de vingt-quatre heures.

Le premier cimetière va être agrandi d'un tiers ; les 4/5 du terrain sont destinés au champ commun, le reste aux concessions perpétuelles, de 100 à 200 par an environ.

Le champ commun reçoit les corps dans des sillons d'une longueur de 60 mètres environ, les cercueils sont placés à quelques centimètres de distance.

Ces terrains ne sont réoccupés qu'après une période de 20 ans.

Les concessions particulières ont lieu dans le sol, ou bien dans des cryptes et des cellules toujours au-dessous du sol et disposées le long des allées, près du mur d'enceinte.

Les exhumations ne sont permises qu'en hiver.

VILLE DE NAPLES

448,000 habitants.

17,000 décès par an.

Cinq cimetières, dont deux importants, éloignés de la ville de 1,800 mètres.

Délai avant l'inhumation : de vingt-quatre à quarante-huit heures.

Les concessions perpétuelles sont sous forme de cellules ou niches (300 demandes par an) en partie sous terre, en partie au-dessus ; les corps qui y sont placés doivent avoir été préalablement injectés. Pour les autres, les cercueils sont percés en dessous.

Les exhumations sont permises dans des conditions déterminées.

Le nouveau cimetière va être agrandi afin de détruire l'ancien et de supprimer l'usage des ensevelissements par tumulation, dont on a reconnu les inconvénients.

VILLE DE VENISE

135,216 habitants.

4,000 décès par an.

Il existe un seul cimetière comprenant toute une île entourée par la lagune.

La distance minimum des maisons habitées est de 300 mètres.

Le sol est formé de remblais de toutes sortes.

La limite du délai avant l'inhumation est de vingt-quatre heures.

Les fosses ont 2 mètres de large sur 1 mètre 50 de profondeur ; les cercueils sont placés l'un contre l'autre, dans de longues fosses collectives et parallèles : cet état de choses doit être modifié dès que le nouveau cimetière sera en pleine activité.

Le champ commun est abandonné pendant dix ans.

Les concessions perpétuelles étaient jusqu'à présent dans les caveaux d'un couvent ou dans des cellules murales souterraines; les nouvelles seront et souterraines et hors de terre.

Les exhumations sont permises.

Les conditions particulières du cimetière de Venise et les études qui se font pour une réglementation sérieuse, donnent toute satisfaction à l'hygiène.

VILLE DE MILAN

199,009 habitants.

8,000 décès par an.

Avant 1866 il existait cinq cimetières.

Tous ont été remplacés par un cimetière unique situé à une distance de 400 mètres des murs de la ville.

Le délai avant l'inhumation est de 48 heures.

La profondeur des fosses est de 2 mètres, leur longueur de 3 et la largeur de 1 mètre.

Il existe des chambres mortuaires.

Une période de dix ans est exigée pour la reprise des terrains destinés à de nouvelles inhumations.

Le nombre des concessions perpétuelles est de trois cents environ par an. Les cercueils sont placés, ou directement dans la terre, ou dans les cellules des colombaires, ou dans des tombes souterraines. On a constaté quelquefois des dégagements de gaz et de liquides à travers les maçonneries. Pour les colombaires, on exige que les cercueils soient doublés.

Les exhumations sont permises.

VILLE DE BOLOGNE

109,000 habitants.

3,433 décès par an.

Un seul cimetière, à 1,500 mètres des murs de la ville.

Inhumation : de 24 à 48 heures après le décès.

Les fosses sont contiguës et les cercueils placés les uns à côté des autres; par suite de cette méthode, le champ commun devient le foyer d'émanations pestilentielles très dangereuses.

Les nouvelles inhumations dans le champ commun n'ont lieu qu'après 8 ans.

Les concessions perpétuelles (500 par an) sont des caveaux sous le sol ou des cellules sous forme de niches et adhérentes au mur des galeries ; le dégagement des gaz provenant de la décomposition a été constaté.

Les exhumations sont permises six mois après que l'inhumation a eu lieu.

La méthode suivie à Bologne est, d'après l'avis des autorités locales, contraire aux lois de l'hygiène.

On demande des fosses séparées et des plantations nombreuses.

VILLE DE TURIN

212,644 habitants.

7,500 décès par an.

Un seul cimetière, à 900 mètres des habitations.

Délai avant l'inhumation : de 24 à 48 heures.

Les fosses ont : longueur 2 mètres, largeur 0 mètre 75 et 1 mètre 55 de profondeur, avec un rehaussement de 0 mètre 25.

Reprise du champ commun au bout de dix ans.

Dans les concessions perpétuelles (50 par an), les cercueils sont mis directement dans la terre ou dans des caveaux de famille. Il existe des souterrains sous les portiques des municipes constitués en *tumuli*.

Les exhumations sont permises seulement du 16 septembre au 19 octobre et du 11 novembre jusqu'à fin mai, excepté pour celles prescrites par l'autorité.

L'état du cimetière actuel présente toute garantie.

VILLE DE FLORENCE

180,000 habitants.

6,700 décès par an.

Deux cimetières. Un cimetière commun à Frespiano et le cimetière monumental de Saint-Miniata pour la sépulture privée.

Le premier, à trois kilomètres au nord de la ville.

Le deuxième, à 560 mètres au sud.

Les fosses ont 2 mètres 10 de longueur, 90 centimètres de largeur et 1 mètre 75 de profondeur ; l'intervalle qui sépare deux fosses est, dans le sens transversal, de 90 centimètres, et dans le sens longitudinal, de 40 centimètres.

Les terrains destinés au champ commun sont repris après une période de neuf ans.

Les concessions perpétuelles (130 environ par an) sont construites sur un mur (voir le questionnaire pour les détails).

Les tombeaux de famille sont dans les chapelles

nobles annexées aux villas ; ces chapelles ne peuvent servir au culte public.

Comme considération générale il est dit :

On attend avec la plus grande impatience l'approbation du nouveau code hygiénique présenté au Sénat.

. . . .

Dans le relevé que nous fournit l'Italie pour les villes les plus importantes, nous trouvons :

Presque partout un seul cimetière, plus ou moins éloigné, mais toujours à une distance assez grande.

Les délais avant l'inhumation, comme en France.

Les fosses communes, partout condamnées comme dangereuses.

Les concessions perpétuelles, assez restreintes et laissant à désirer, puisque l'on a constaté que celles établies contre les murs en cellules laissaient échapper les gaz et quelquefois les liquides, et que dans certaines villes on demande l'injection des cadavres.

Pas de chambres mortuaires, mais tendance à en créer.

Les périodes de délai avant la reprise des champs communs plus longues qu'en France, mais bien plus courtes qu'en Allemagne.

Grèce

Les renseignements qui nous sont fournis ici comprennent ce qui se pratique dans le royaume hellénique; il n'est désigné aucune ville d'une manière spéciale.

En général, il existe deux cimetières dans les grandes villes, à 100 mètres des maisons habitées ; ils sont munis ordinairement de chambres mortuaires.

Le délai avant l'inhumation est de vingt-quatre heures.

Les fosses ont 2 mètres de long, 1 mètre de large et les cercueils sont recouverts d'un mètre de terre.

Le champ commun est repris au bout d'une période variable de trois à cinq ans.

Dans les concessions perpétuelles, les cercueils sont placés, en général, directement dans le sol; les tombeaux de famille existent, mais ne sont ouverts qu'après deux ou trois ans. Chaque corps est placé dans une cellule spéciale bien fermée, toujours au-dessous du sol.

Les exhumations sont permises au bout de trois à cinq ans; mais si les parents ne le demandent pas, le comité du cimetière fait transporter les restes dans les îles Ioniennes. On emploie du chlore pour éviter les dangers de cette translation.

II

QUESTIONS A EXAMINER

Nombre des cimetières. — Distance des villes. — Caveaux. — Concessions de terrains. — Champ commun. — Chambres mortuaires. — Exhumations.

Nous venons de terminer, Messieurs, l'exposé abrégé des documents parvenus à votre Commission; c'est en nous appuyant sur les données qu'ils renferment que nous avons étudié les points principaux qu'embrasse la question générale des cimetières, surtout au point de vue des grandes villes. L'importance du sujet nous a fait penser que, malgré la longueur du rapport, il était indispensable de vous soumettre les motifs sur lesquels la Commission a cru devoir s'arrêter pour émettre son opinion. A cet effet, elle s'est posé les sept demandes suivantes :

1° Faut-il avoir un ou plusieurs cimetières?

2° A quelle distance des villes les cimetières doivent-ils être placés?

3° Le mode actuel de caveaux pour les concessions perpétuelles doit-il être maintenu?

4° Ne serait-il pas préférable de le remplacer par des concessions en terrain renouvelables?

5° La période de rotation pour le champ commun est-elle suffisamment longue?

6° Les chambres mortuaires pour les cas de mort apparente sont-elles utiles?

7° Que penser des exhumations trop souvent renouvelées?

1° Faut-il avoir un ou plusieurs cimetières?

En consultant les diverses opinions émises à ce sujet et les actes qui les ont suivies dans plusieurs localités, on voit que l'idée de maintenir plusieurs cimetières a fait son temps. Nous ne saurions mieux faire, pour vous donner les raisons qui militent en faveur du rejet de cette mesure que de vous citer textuellement les considérations que nous empruntons à l'excellent travail de M. de Fraycinet sur les cimetières (PRINCIPES DE L'ASSAINISSEMENT DES VILLES) :

« Mais, au point de vue de l'hygiène publique, il est incon-
« testable que les cimetières de Waking-Common et de Méry-
« sur-Oise constituent des solutions infiniment préférables à
« toutes celles qui ont été proposées dans les derniers temps,
« et qui se résumeraient à ouvrir un certain nombre de ci-
« metières plus ou moins étendus dans la banlieue des deux
« métropoles. Pour Paris en particulier, on a insisté forte-
« ment sur la nécessité de substituer au projet de Méry-sur-
« Oise quatre cimetières situés aux quatre points cardinaux
« et peu éloignés des fortifications. De semblables solutions
« sont à notre avis, très défectueuses : d'un côté, elles lais-
« sent les vivants dans le voisinage des morts, ce qui, nous
« l'avons dit, est toujours un immense danger ; de l'autre
« côté, elles sont essentiellement temporaires, car la banlieue
« des grandes villes et surtout des villes comme Londres et
« Paris est destinée à se peupler rapidement : donc, ouvrir
« des cimetières à faible distance, c'est se condamner d'a-
« vance à voir se renouveler, dans un temps peu éloigné,
« les embarras contre lesquels on se débat aujourd'hui.
« Quand on voit le danger qu'a créé pour les villes anglaises
« l'inhumation *intrà muros*, à combien de soins et de peines
« ces villes sont aujourd'hui condamnées par la présence de
« ces débris humains qu'elles voudraient, mais qu'elles n'o-
« sent pas déplacer, on ne peut s'empêcher de conclure
« qu'avant tout la condition qu'un nouveau cimetière doit
« remplir, c'est de ne pouvoir dans aucun cas devenir à son

« tour, par le développement successif de la ville, un cime-
« tière *intrà muros*, ni seulement risquer d'en être un jour
« assez voisin pour que ses infiltrations aillent gagner les
« faubourgs. En outre, ce n'est jamais à proximité des villes
« qu'un espace suffisant pourra être accordé à la décomposi-
« tion cadavérique et que les agents atmosphériques pourront
« circuler en toute liberté pour disperser les miasmes perni-
« cieux. »

2° A quelle distance des villes les cimetières doivent-ils être placés ?

Les raisons invoquées ci-dessus semblent militer en faveur de l'éloignement le plus complet possible; c'est ce qu'ont compris les municipalités de Saint-Pétersbourg, de Vienne, etc., etc., en portant à de grandes distances leurs nouvelles nécropoles. Le monde, dans sa marche progressive, voit se développer partout de grandes cités populeuses. Est-ce un bien ? Est-ce un mal ? Quel est celui d'entre nous qui serait en état de répondre à cette question et qui, même en blâmant ces extensions, aurait le pouvoir de les arrêter ? Personne ! Mais ce que l'on peut affirmer, c'est que ces modifications profondes surgissant au milieu des nations doivent en apporter d'autres dans les usages et les conditions d'existence. C'est ainsi que, tout en déplorant les exigences qui en sont la conséquence, il faut reconnaître qu'il est des prescriptions dictées par la sagesse auxquelles on doit se soumettre.

3° Le mode actuel de caveaux pour les concessions perpétuelles doit-il être maintenu ?

Votre Commission s'est toujours prononcée contre ce mode d'inhumation et voici dans quels termes vous vous exprimiez dans le rapport du 22 décembre 1872 :

« Ici (dans les caveaux) a encore lieu la décomposition,
« moins rapide, mais toujours certaine, et les produits gazeux
« qui en résultent se répandent dans les caveaux en se subs-
« tituant à l'air, ou bien s'écoulent lentement dans l'atmos-
« phère par les fissures qui ont pu se produire, ou bien ac-
« cumulés s'échappent de leur ouverture ; mais, tôt ou tard,
« lentement ou rapidement, c'est toujours l'air qui se charge
« de ces produits putrides, en est vicié et rendu dangereux
« pour ceux qui le respirent. »...

Cette pratique est également condamnée dans le travail de M. de Fraycinet.

Trouvons-nous chez les autres puissances une approbation ou même des mesures capables de modifier les conséquences fâcheuses que nous reprochons aux caveaux ? Non.

Cet usage est du reste généralement peu répandu et les concessions perpétuelles ont lieu exclusivement sous forme de terrain dans lequel on ensevelit directement les morts

Dans tous les cas, il existe une grande différence avec ce qui se pratique chez nous : ainsi, en Angleterre, ce sont des cellules séparées, sous le sol et parfaitement closes, non réouvertes.

En Suède, les corps doivent être embaumés.

En Russie, il n'y a pas de caveaux.

En Autriche, les maçonneries des caveaux sont faites sans mortier.

En Allemagne, les caveaux sont dans le sol ou recouverts de terre où l'on crée de petits jardins, mais à Munich, ils sont formellement condamnés comme dangereux.

Faut-il ajouter qu'en Italie on signale la fuite des gaz, quelquefois des liquides, à travers les murs des cellules renfermant les corps et qu'on prescrit l'injection des cadavres?

Tout cela indique d'une manière irréfutable que les caveaux doivent être condamnés par mesure de sécurité publique.

4° Ne serait-il pas préférable de remplacer les caveaux par des concessions en terrain, renouvelables ?

Que disions-nous dans le même rapport de 1872 au sujet de l'ensevelissement direct dans la terre?

« La terre qui entoure le cercueil, recueille, absorbe et
« transforme tous les produits résultant de la décomposition
« des corps; il est reconnu qu'il suffit d'une période plus ou
« moins longue pour que le travail de consommation soit
« parfaitement atteint et personne ne conteste que ce travail
« ne se soit opéré sans danger pour les populations ....

Et plus loin, en vous présentant cette proposition pour remplacer les caveaux :

« Que veulent les familles qui achètent une concession?

« Avoir un lieu de sépulture, où seront déposés tous les « membres de la famille et où l'on pourra venir prier pour « ceux qui ne sont plus. Est-il besoin pour cela de mauso- « lées plus ou moins grands.....

« Les résultats ne restent-ils pas les mêmes ?

« La décomposition toujours ! décomposition absolue, né- « cessaire, indispensable et que l'intérêt des générations fu- « tures vous défend d'arrêter, en eussiez-vous le pouvoir ; » et, ajouterons-nous aujourd'hui, que le devoir des municipalités est de surveiller et de réglementer pour la rendre inoffensive.

5° La période de rotation pour le champ commun est-elle suffisamment longue ?

Nous ne craignons pas de nous prononcer pour la négative.

Presque partout elle est supérieure à la nôtre ; il n'est pas rare de voir des pays où le champ commun n'est repris qu'après quinze, vingt et vingt-cinq ans, On s'explique très bien que, la décomposition étant absolue au bout de si longues périodes, les nouvelles inhumations ne se trouvent pas en présence de faits que nous avons si souvent entendu signaler ; aussi, le n° 12 du Questionnaire, « Les corps sont-ils com- « plètement décomposés et sans odeur, etc., etc., » a-t-il toujours eu une réponse satisfaisante.

6° Les chambres mortuaires pour les cas de mort apparente sont-elles utiles ?

Les discussions qui eurent lieu au Sénat en janvier 1869, provoquèrent à cette époque une grande émotion ; on ne voyait plus que morts apparentes, inhumations précipitées. C'est peut-être à cela qu'on doit de voir cette création à l'ordre du jour ; car elle n'existe en réalité qu'en Allemagne et encore si l'on consulte les documents qui sont fournis, il est facile de voir que le but réel était simplement la conservation des corps avant l'inhumation.

Dans la ville de Berlin il semble, en effet, que les chambres mortuaires n'ont été créées qu'en vue d'avoir un lieu réservé pour l'inhumation afin d'éviter les trop longs cortèges et l'encombrement des rues. Les villes de Munich et de Francfort paraissent avoir cherché à atteindre ces deux résultats, car les locaux spécialement affectés aux cas pouvant faire redouter la mort apparente sont parfaitement distincts de ceux qui servent simplement de dépôt ; cependant, malgré une installation qui paraît des plus complètes et des plus convenables, les habitants répugnent à s'en servir, et l'on ne cite aucun cas spécial qui en démontre l'utilité réelle.

Votre Commission n'a pu, par suite, modifier sa manière de voir et elle ne saurait mieux faire que de rapporter les termes dont elle se servait dans son rapport du 10 août 1869 (page 143) :

« Comme on l'a très bien dit, le seul signe certain, irré-
« cusable de la mort, c'est la décomposition. Dans notre cli-
« mat elle est assez rapide, et les mesures prescrites par la
« loi pour l'enlèvement des corps s'appuient sur l'expé-

« rience, qui a fixé la limite la plus générale comme temps « nécessaire à la décomposition.

« Cette loi est-elle appliquée rigoureusement? c'est-à-dire « la mise en vigueur stricte en est-elle faite d'une manière « absolue? Non, Messieurs. Chacun sait combien il est facile « à une famille de garder auprès d'elle le membre qu'elle « pleure et qu'elle ne laisse enlever souvent que lorsqu'il lui « est impossible de se faire plus longtemps illusion.

« Est-ce que, dans les cas fortuits, accidentels, alors qu'un « doute pourrait s'élever, on n'obtiendrait pas de l'adminis- « tration un sursis à l'enlèvement du corps. Poser cette ques- « tion, c'est la résoudre. Eh bien! pour nous, c'est encore là « ce qui reste de plus pratique et de plus convenable à tous « les points de vue.

« L'homme que l'on croit mort et qui n'est qu'en léthar- « gie, est toujours atteint d'une affection momentanée plus « ou moins grave; s'il se réveille, il doit se retrouver dans « les conditions où le sommeil léthargique l'a pris, c'est-à- « dire, chez lui, entouré des siens, en présence de regards « aimés et de soins dévoués. Ces chambres, que les pays du « nord ont créées, sont des foyers d'infection, et nous igno- « rons encore (du moins la discussion n'en a pas fait men- « tion) si les malheureux sauvés de la mort ont été nom- « breux; mais, pour nous, les bières qu'on nous propose, « entourées d'un air méphitique, les cellules séparées, le « silence de la mort, nous semblent devoir produire plus « sûrement ce que l'on veut éviter.

« Vous avez déjà la grande mesure des médecins aux dé- « cès; vous avez l'affection de la famille; vous avez les soins « de votre médecin ordinaire; vous avez la tolérance de l'ad- « ministration pour attendre la décomposition, dans les cas « douteux; c'est, croyons-nous, suffisant pour arrêter les

« malheurs que l'on semble redouter; car, si tous ces élé-
« ments sont mis en application, vos craintes sont annihilées. »

L'adoption d'un cimetière éloigné de la ville nécessitera la création de chambres mortuaires ; mais nous restons convaincus que les morts apparentes ne trouveront de véritable sauvegarde que dans la famille. Cependant, il est une mesure adoptée à Munich qui nous semblerait bonne à mettre en pratique : elle consiste dans une double visite faite par le médecin aux décès ; la première, le jour du décès, et la seconde, avant l'inhumation ; dans le cas de doute le médecin ordonne de surseoir à l'enterrement.

7° Que penser des exhumations trop souvent renouvelées ?

Qu'elles sont une cause d'insalubrité des plus sérieuses ! L'adoption des mesures que nous proposerons à votre approbation, en en réduisant le nombre, apporterait une très grande amélioration à cet ordre de choses.

En Angleterre, elles sont interdites d'une manière absolue, sauf pour les cas de justice. Peu pratiquées dans les autres pays, elles sont permises dans quelques-uns seulement pendant une certaine période de l'année. Cette mesure se trouve toujours en présence de grandes hésitations et provoque des prescriptions très rigoureuses qui ne suffisent pas à sauvegarder ceux qui les pratiquent.

Le but doit donc tendre à les diminuer de plus en plus.

III

CONDITIONS DE SALUBRITÉ DES CIMETIÈRES.

Nous avons déjà dit que la meilleure condition pour rendre les cimetières sans danger à l'égard des populations auxquelles ils sont spécialement affectés, c'était d'empêcher, par tous les moyens possibles, la diffusion des miasmes dans l'air et la transmission aux eaux potables, par les infiltrations souterraines, des produits de la décomposition du corps humain; en un mot, de conserver à l'eau et à l'air, ces deux éléments indispensables à l'existence, leur plus grand degré de pureté.

Les cimetières sont de grands foyers permanents d'infection, et c'est pour ce motif que leur éloignement des habitations est absolument nécessaire.

Il faut aussi et surtout s'inquiéter de la nature du sol au point de vue de la rapide décomposition et de l'absorption des produits qui en proviennent, afin que les transformations successives et toujours si délétères s'opèrent à l'abri de l'air ; d'où la nécessité de choisir des terrains secs et de tenir compte de la direction des vents dominants dans la région.

L'usage actuel des caveaux se trouve donc diamétralement opposé aux résultats qu'on veut obtenir, puisque les produits provenant de la décomposition se répandent presque exclusivement dans l'air. Aussi demandons-nous sans hésiter la suppression des caveaux.

Les terrains affectés aux cimetières doivent, en outre, être largement complantés, pour que les racines puissent absorber et décomposer les divers éléments qui résultent de la décomposition organique. Cependant, toutes les essences d'arbres ne sont pas également propres à atteindre ce but; il y avait donc lieu de rechercher quelles sont celles qui conviennent le mieux. C'est ce que nous avons fait en d'autres temps; et après une étude attentive et un examen approfondi des conditions que devraient remplir ces sortes de plantations, nous avons indiqué un choix d'arbres, d'arbustes et de plantes diverses à employer spécialement dans les cimetières. Cette nomenclature a été déjà publiée (année 1872, page 106), mais nous la reproduisons ici à cause de son importance :

Le Micocoulier de Virginie (Celtis occidentalis);
L'Erable plane (Acer platanoïdes);
Le Mûrier à papier (Broussonetia papyrifera);
Le Mûrier blanc (Morus Alba);
Le Platane (Platanus vulgaris);
Le Marronnier d'Inde (Æsculus hippocastanum);
L'Ormeau à larges feuilles;
Le Févier d'Amérique (Gladitschia triacanthos);
auxquels conviennent les terrains secs.
Le tulipier de Virginie (Hyriodendron tulipifera);
Le Copalme d'Amérique (Liquidambar Styraciflua);
Le Liquidambar imberbe (Liquidambar orientalis);
Les Frênes (Ormus Eurepœa et Fraxinus excelsior);
Le Châtaignier (Castanea vulgaris);
L'Acacia (Robinia pseudo-acacia),

Le Paulonia (Paulownia imperialis) ;

Les Cèdres ;

Les Pins ;

Les Thuyas ;

Les Ifs ;

Les Cyprès ;

et autres conifères, dans les terrains sablonneux frais.

Des herbes à racines traçantes, comme :

Les Trèfles ;

Les Luzernes ;

Les Sainfoins ;

Les Pois ;

Les Fèverolles ;

Les Vesces ;

Les Lupins ;

et autres légumineuses.

Le Colza ;

La Navette ;

Le Pastel ;

et autres crucifères.

Le Spargoute (Spergula arvensis) ;

Le Grand-Soleil :

Le Piment royal ;

Le Myrica gale ;

Le chêne d'Amérique (Quercus rubra) ;

Des herbes dont la racine n'atteint pas un grand développement, comme le Raygrass anglais pour les terrains frais.

Un mélange de graminées à feuilles fines, dans les terrains secs, comme :

Les Paturins ;

Les Fétuques ;

Le Brôme ;

La Flouve odorante ;

Le Millefeuille.

A tous ses noms pourraient s'ajouter encore les plantes qui suivent :

L'Aspérule Odorante (Aspérula odorata) ;

Le Thé du Mexique ou Ambroisie (Chenopodium Ambroisoïdes) ;

La Sauge officinale (Salvia officinalis) ;

La Mélisse officinale (Mélissa officinalis);

Le Romarin officinal (Rosmarinum officinale) ;

La Lavande (Lavendula spica).

Toutes les plantes que nous venons de désigner sont destinées à l'intérieur du cimetière et ont pour but pratique l'absorption des produits de la décomposition ; mais, en outre, il devrait exister au dehors autour des murs, une zone boisée constituée par les essences les plus diverses ; cette zone, dont on déterminerait l'étendue, aurait pour avantage de cacher le cimetière à la vue, tout en favorisant encore la purification de l'air.

IV

CIMETIÈRES RENDUS A L'USAGE PUBLIC

En examinant la loi qui régit la police des cimetières, on trouve qu'elle répond aux exigences de l'époque à laquelle elle a été promulguée ; mais cette loi ne pouvait prévoir l'avenir et c'est pour cela qu'il est devenu indispensable de la réviser, afin d'y introduire les modifications nécessitées par des usages nouveaux.

Ce qui se passe en ce moment à Bordeaux, l'obligation absolue du déplacement du cimetière de la Chartreuse, nous impose l'obligation d'étudier ce qui a rapport à la remise ultérieure de ce terrain à l'usage public.

Sans parler de la question de caveaux et de concessions perpétuelles, que la loi de prairial a également prévue, il paraît difficile de ne pas trouver insuffisant le délai fixé par la loi en cette circonstance. Ainsi, nous lisons au titre II, art. 8 de la loi du 23 prairial an XII (12 juin 1804) :

« Lorsque les nouveaux emplacements seront dis-« posés à recevoir les inhumations, les cimetières « existants resteront fermés, et resteront en l'état « pendant une période de 5 ans. »

« Art. 9. — A partir de cette époque les terrains « servant maintenant de cimetières pourront être « affermés par les communes auxquelles ils appar-« tiennent, mais à la condition qu'ils ne seront qu'en-« semencés ou plantés, sans qu'il puisse y être fait « aucune fouille ou fondation pour des constructions « de bâtiments, jusqu'à ce qu'il en soit autrement « ordonné. »

L'idée qui a prédominé dans la rédaction de ces articles, c'est la sauvegarde morale du sentiment; on a compris qu'il serait extrêmement pénible pour les habitants de voir la terre où reposaient leurs parents, leur amis, leurs semblables, et à laquelle s'attache un certain respect, une espèce de culte, devenir sous leurs yeux une terre vulgaire. C'est pour ce motif que la loi a fixé une première période de 5 ans qui nous parait trop courte, malgré la faculté laissée par l'article 9 à l'Administration. — Nous croyons qu'il est absolument nécessaire de prolonger cette période d'abandon; qu'on pourrait la porter, par exemple, à 40 ans, et ordonner qu'au moment même de la fermeture d'un cimetière, eût lieu la complantation du terrain en arbres, arbustes ou plantes, avec interdiction absolue de tout ensemencement de produits agricoles.

V

TRANSLATION DES CIMETIÈRES

Les translations fréquentes auxquelles nous assistons avaient conduit à penser qu'on pourrait établir des conditions générales telles que les translations ne pussent s'opérer qu'avec des règles bien établies; mais ici les difficultés se succèdent et ce n'est qu'après un examen approfondi qu'a prévalu la solution que nous venons proposer.

L'ordonnance du roi du 6 décembre 1843 dit à ce sujet :

« Tit. 1er, art. 2. — La translation des cimetières, lorsqu'elle deviendra nécessaire, sera ordonnée par un arrêté « du préfet, le conseil municipal de la commune entendu : « Le préfet déterminera également le nouvel emplacement

« du cimetière, sur l'avis du conseil municipal et après en-
« quête de *commodo* et *incommodo.* »

Comme nous le voyons, il n'était pas question à cette époque de l'intervention des conseils d'hygiène; mais depuis, presque toutes les translations de cimetières communaux effectuées dans le département ont été l'objet, de notre part, d'une étude spéciale; nous avons émis le vœu (voir le rapport adopté le 9 février 1872), que toute création ou déplacement de cimetière ne pût avoir lieu avant que le Conseil d'hygiène eût donné son avis : c'est là, il nous semble, le moyen le plus pratique de résoudre la question; en effet, les conditions générales que nous aurions pu établir, restaient soumises à des modifications imprévues résultant de la position topographique des localités. Étudier chaque cas en particulier et présenter des conclusions en rapport avec la nature du sol, l'exposition du terrain, etc., voilà comment il faut comprendre la solution à donner à des études de cette importance.

La loi a également prévu, dans le cas de translation, l'obligation par la commune de donner aux possesseurs des concessions un nouveau terrain et de transporter à ses frais les restes que les caveaux pourraient encore contenir.

C'est surtout là que l'intervention du Conseil d'hygiène devient indispensable et que les mesures sanitaires ont besoin d'être rigoureusement appliquées.

VI

SÉPULTURES DANS LES PROPRIÉTÉS PRIVÉES

En règle générale, il serait bien de placer tout le monde dans le droit commun et d'interdire, par suite, les inhumations dans les propriétés privées, en s'appuyant principalement sur les inconvénients que cela présente. Le morcellement de la propriété et le changement fréquent de propriétaire s'opposent, encore plus aujourd'hui qu'autrefois, à ce que l'on accorde cette autorisation. Toutefois, comme il peut se produire des cas exceptionnels, surtout au point de vue des confessions différentes et à cause de l'absence de cimetières spéciaux, nous avons pensé qu'il serait sage de réserver la faculté offerte par l'art. 14 du titre III, tout en n'usant de cette faculté qu'avec une très grande prudence. Cet article dit :

« Toute personne pourra être enterrée sur sa propriété « pourvu que la dite propriété soit hors et à la distance pres- « crite de l'enceinte des villes et bourgs. »

VII

CONSTATATION MÉDICALE DES DÉCÈS

Cette sage mesure, reconnue d'une si grande utilité partout où elle est appliquée, aurait besoin d'être généralisée ; c'est précisément au milieu des campagnes qu'elle pourrait contribuer puissamment à calmer les appréhensions si naturelles des populations au sujet des morts apparentes. Nous avons vu, dans les documents fournis par notre enquête européenne, que dans une des villes la visite médicale est ordonnée immédiatement après le décès et qu'on en prescrit une seconde avant l'enlèvement du corps ; nous demandons dans nos conclusions de mettre ce projet à l'étude, mais ce qui nous semblerait encore plus urgent, ce serait la constatation médicale des décès appliquée à tout le département. L'institution des médecins cantonaux ne pourrait-elle pas fournir les moyens d'atteindre ce résultat ?

VIII

CRÉMATION DES MORTS

Pour que l'Europe entière s'occupe en même temps d'une même question, il faut que la solution à lui donner soit devenue un grave sujet de préoccupation; il faut que les inconvénients, je devrais dire les dangers imminents qu'elle présente aient atteint la dernière limite. Dans tous les cas, cela explique les recherches auxquelles se livrent, de tous les côtés, les hommes qui peuvent apporter des éléments sérieux à cette solution si ardemment poursuivie.

C'est pour ce motif qu'il importe de ne repousser, *a priori* et sans examen, aucun des moyens qu'on propose, quelque extraordinaire qu'il puisse paraître, quelle que soit la perturbation qu'il apporterait dans nos usages actuels. Toutefois, il ne faudrait pas se hâter de se prononcer avant d'avoir pesé mûrement les raisons émises, et l'on doit songer qu'on est en présence d'une de ces questions qui ont le privilège d'intéresser l'humanité tout entière.

Il n'est pas de pratique qui n'ait ses partisans, et rien n'est plus facile que de trouver dans le passé la justification des moyens proposés aujourd'hui.

Les progrès de la science nous prouvent chaque jour que rien n'est impossible, et nous sommes au nombre de ceux qui croient qu'elle sera toujours à la hauteur de toutes les situations; c'est dire que si la crémation était adoptée en principe, il n'y aurait pas à s'inquiéter de l'impossibilité matérielle de l'obtenir, parce que la science moderne a des ressources suffisantes pour atteindre ce résultat.

Le Conseil d'hygiène avait examiné déjà ce mode de destruction des corps et longuement discuté les motifs pour ou contre; l'opinion qui avait prévalu se trouve consacrée, Messieurs, par l'adoption du rapport qui vous était présenté le 22 décembre 1872 et dont nous reproduisons ici le passage suivant relatif à cette question (volume 1870-81, page 250):

Le docteur Vergely, par *son étude sur les cimetières à propos de la création d'un nouveau cimetière à Bordeaux,* a provoqué au sein de la Société de médecine une discussion importante, et nous avons vu les partisans de la destruction des corps par le feu ou par la chaux, et ceux qui, à l'opposé de ceux-ci, proposent la conservation par les préparations phéniquées, injections ou embaumements, soutenir leur opinion en s'appuyant sur des considérations ayant chacune sa valeur propre.

Mais à côté s'est élevée la question médico-légale soutenue par le docteur Lafargue qui demande, pour des raisons d'ordre social, que l'on puisse toujours se livrer sur les corps aux recherches que pourrait prescrire la justice afin que le crime, s'il existe, ne puisse rester impuni.

Votre Commission a pensé que ni les droits de la justice ni ceux de l'hygiène ne devaient être sacrifiés, qu'il fallait au contraire tout sauvegarder. Et dans cet ordres d'idées, elle a dû rejeter la crémation, la destruction par la chaux, de même que la conservation par les procédés chimiques que la science met à notre disposition.

Il est évident que, par l'emploi des moyens de destruction que nous venons de nommer, on rendrait l'action de la justice impuissante et qu'on ajouterait à cette impuissance si on mettait en pratique l'emploi des agents conservateurs, à cause de l'accumulation de corps dont il faudrait se débarrasser un jour.

En recherchant et étudiant attentivement les systèmes de nécropoles appliqués dans les divers pays de l'Europe, en envisageant les avantages et les inconvénients qu'ils présentent, votre Commission s'est ralliée, à l'unanimité, à un mode unique, reconnu le plus pratique et le plus salubre par une longue expérience ; nous le traduirons par cette proposition :

A l'avenir, toutes les concessions perpétuelles seront simplement composées de terrains délimités et formant autant de champs communs particuliers.

Est-ce à dire pour cela que vous ayez condamné à tout jamais la crémation des morts? Non.

La durée de la vie des peuples, les progrès qu'en remontant vers le passé nous voyons accomplis, la perspective de ceux que l'avenir nous réserve, imposent aux générations actuelles l'obligation de ne pas se prononcer d'une manière absolue. Mais si nous ne devons pas engager l'avenir, nous avons néanmoins à statuer pour le présent et à proposer des solutions conformes aux mœurs, aux usages et aux besoins de l'époque que nous traversons, en laissant la part la plus large aux exigences inconnues des temps futurs.

Là doit se borner notre mission, et chargés de répondre à un impérieux besoin, obligés de nous prononcer sur l'heure, nous avons dû écarter un mode de destruction non encore employé de nos jours, pour nous ranger à un autre dont l'application est sûre, dont les résultats sont éprouvés.

Si jamais le système de la crémation devait être adopté, les mesures actuelles serviraient de transition ; c'est dans cette pensée que nous avons accueilli favorablement la mise à l'étude de la question et les expériences entreprises par M. le docteur Giovanni Polli, de Milan, et par M. le docteur Paolo Gorini, de Lodi (1).

Vous ne faites que suivre dans cette voie l'Institut

---

(1) Au moment de mettre sous presse, nous trouvons dans l'*Union médicale* du 14 octobre 1873, des détails sur des appareils de crémation imaginés par le professeur Brunetti. A cause de l'actualité, nous pensons qu'il y a intérêt à reproduire ces détails :

Description : 1° Fournaise *(forno)* en briques (ordinaires ou mieux réfractaires) figurant un parallélogramme, munie, sur ses parois, de dix ouvertures, afin de diminuer ou d'augmenter à volonté la circulation de l'air, et partant l'intensité du feu ; à sa par-

royal des sciences et arts de Lombardie, qui a rédigé en ces termes le programme pour le prix *secco commeno* (quinquennal 1877) :

« Indiquer une méthode de crémation des cadavres que « l'on puisse substituer au mode actuel d'inhumation, afin de

---

tie supérieure est creusée une gouttière en tuile destinée à recevoir :

2° Un grand cerceau en fer *(sostegno)* sur lequel viennent s'abattre :

3° Des volets cintrés en fonte, formant dôme *(riverberi)*, pouvant être ouverts ou fermés au moyen de régulateurs, de manière à répercuter les flammes et à concentrer le calorique ;

4° Une large plaque métallique de peu d'épaisseur *(supporto)* sur laquelle repose le cadavre fixé par de gros fils de fer. Ses dimensions sont calculées de manière à ménager la libre circulation de l'air lorsqu'elle est introduite dans la fournaise.

L'opération comprend trois périodes : l'embrâsement du cadavre ; sa combustion spontanée ; l'incinération des parties molles et la calcination des os.

Première période : Demi-heure après avoir mis le feu à la pile de bois placée dans la fournaise commence l'inflammation du cadavre. Il se dégage pendant ce temps une quantité considérable de gaz, et c'est à ce moment qu'il est indispensable de manœuvrer les volets de fonte *(riverberi)*.

Deuxième période. — La combustion spontanée du cadavre qui se produit alors « impressionne toujours l'esprit et vous rend pensifs. »

Si la pile de bois a été convenablement disposée, deux heures suffisent pour obtenir une carbonisation complète.

Troisième période. — Après avoir ouvert les volets, on réunit, au moyen d'une palette à crochets, sur la plaque qui sert de support, la masse carbonisée ; puis on abaisse sur elle une nouvelle

« préparer les voies *(spianaré la viá)* à cette réforme hygié-
« nique. — Il s'agit de démontrer, au moyen de bons argu-
« ments appuyés *(avvalorati)* par des expériences sur les
« animaux, que la méthode est exempte d'inconvénients,
« qu'elle est expéditive, économique, de nature à respecter
« les us et coutumes civils, et les convenances sociales. »

C'est dans ces mêmes termes que vous comprenez la question. Vous vous rangez également à l'opinion qui voudrait laisser à chacun la liberté d'user, si bon lui semble, de la crémation, mais seulement lorsque les divers modes de crémation auront reçu la sanction de l'expérience, dans les termes formulés par l'Institut de Lombardie.

IX

MOYENS DE TRANSPORT DES CERCUEILS

Il est encore un point sur lequel nous pourrions

---

plaque de fonte (pour concentrer davantage la chaleur) : finalement, l'on renouvelle le combustible.

Au moyen de ces appareils (avec une dépense de 70 à 80 kilog. de bois), on obtient en deux heures une crémation complète (incinération des parties molles et calcination parfaite des os).

Lorsque la fournaise est refroidie, les cendres et les os sont recueillis et déposés dans des urnes funéraires.

La dernière expérience du professeur Brunetti a été faite sur un homme de 50 ans, mort à la suite d'une bronchite chronique.

Le poids du cadavre était de 51 kilogr. et son volume représenté par un cube de 35 centimètres d'arête.

Après l'opération, le poids était réduit à 1 kilogr. 770 grammes et l'arête du cube n'était plus que de 17 centimètres.

présenter quelques observations d'application pratique.

L'éloignement des nécropoles, pour les villes populeuses, nécessite l'installation de moyens de transport spéciaux, tels que chemins de fer et wagons, affectés aux cercueils. — On a parlé des causes d'insalubrité qui pourraient résulter d'une pareille accumulation de corps. Il nous a paru que le meilleur moyen d'obvier aux inconvénients inhérents à ces transports, serait d'avoir des caisses métalliques mobiles destinées à recevoir chacune un cercueil ; ces caisses, parfaitement closes, pourraient être purifiées par l'action du feu après qu'elles auraient servi, et de cette manière on éviterait certainement l'infection des wagons destinés à recevoir ces cercueils.

CONCLUSIONS

De l'ensemble des documents que nous venons de faire passer sous vos yeux et de l'étude que nous en avons faite, nous croyons pouvoir déduire les propositions suivantes, que nous avons l'honneur, Messieurs, de soumettre à votre approbation, en vous faisant remarquer que les conclusions relatives à la ville de Bordeaux et au département de la Gironde sont elles-mêmes susceptibles de recevoir une application générale :

1° Ne créer qu'un seul cimetière d'une contenance

minimum de 100 hectares, avec un emplacement spécial pour chaque culte ;

2° Choisir l'emplacement de telle manière qu'il soit très éloigné de la ville, sans que cette distance puisse dépasser une limite maximum de 12 kilomètres ;

3° Abandonner absolument le mode actuel de concessions, tout en conservant la faculté de l'embaumement ou de l'emploi d'un cercueil en plomb, ces moyens répondant encore mieux que le caveau à la pieuse idée de conservation du corps ;

4° Ne plus accorder que des concessions en terrain, renouvelables ;

5° Soumettre la période de rotation du champ commun à une durée minimum de 15 à 20 ans ;

6° Ne point établir de chambres mortuaires pour les cas de mort apparente. Les délais accordés en ce moment sont suffisants ;

7° Mettre à l'étude la mesure de deux visites du médecin aux décès ; la première, dans les conditions actuelles ; la seconde, avant l'inhumation ;

8° N'autoriser les exhumations que le plus rarement possible et à des époques déterminées (du 1er octobre au 1er avril) sauf pour les cas où la justice a besoin d'intervenir ;

9° S'efforcer d'enlever toute nocuité aux cimetières en les plaçant dans les conditions les plus favorables. Ces conditions consistent :

a. — Dans le choix du terrain ;

b. — Dans son exposition et son éloignement ;

c. — Dans son isolement de tout le pays environnant par une zone boisée ayant, en outre, l'avantage de le cacher à la vue.

10° Réglementer la construction des monuments, de manière à ne gêner en rien la circulation de l'air, et à ne pas empêcher sous terre l'absorption des produits de la décomposition.

11° Surveiller, dans les plantations, le choix des arbres, arbustes ou plantes, comprenant surtout celles dont nous avons donné la nomenclature.

12° Complanter en arbres et en arbustes les cimetières abandonnés et ne les laisser aliéner par la commune qu'après une période minimum de 40 années.

13° Rendre obligatoire l'intervention des Conseils d'hygiène à propos de chaque translation de cimetière, afin qu'elle puisse être opérée sans danger pour la santé publique.

14° User le plus rarement possible de la faculté d'autoriser les inhumations dans les propriétés privées, pour tâcher d'arriver à leur suppression.

15° Rendre applicable pour tout le département la mesure de la constatation médicale des décès.

16° Laisser facultative la crémation des morts, lorsqu'on aura trouvé, pour l'obtenir, un moyen sérieusement applicable.

17° Mettre à l'étude la création des caisses métalliques destinées à transporter les cercueils et susceptibles de prévenir l'infection des wagons.

. . . .

. . . .

Là se termine, Messieurs, l'étude que vous nous avez confiée. L'application pratique demandera à être complétée par une série de mesures qui sortaient du cadre qui nous était tracé.

L'Administration aura à s'inspirer, dans la création du nouveau cimetière, des nombreux documents fournis par les pays étrangers, et que nous reproduisons intégralement. Elle devra, en outre, ne négliger aucun des moyens de salubrité que la science met tous les jours à notre disposition.

Nous ne finirons pas sans vous demander de voter des remerciements pour MM. les Consuls qui ont mis un si grand empressement à nous prêter leur concours. Les réponses qui, grâce à leurs soins, nous sont parvenues, constituent aujourd'hui le recueil le plus complet que l'on possède sur la question des cimetières.

Nous serons heureux, pour notre part, si nous avons pu réussir à vous présenter un travail digne de votre approbation.

Adopté en séance du Conseil, le 26 Septembre 1873.

Le Vice-Président,

Dr LEVIEUX.

APPENDICE

QUESTIONNAIRE

ADRESSÉ PAR LE CONSEIL D'HYGIÈNE DE LA GIRONDE AUX PRINCIPALES VILLES DE L'EUROPE

1. Indiquer le chiffre de la population.
2. Moyenne annuelle des décès.
3. Existe-t-il un ou plusieurs cimetières ?
4. Superficie du cimetière.
5. A quelle distance des maisons habitées ?
6. Quel est le délai avant l'inhumation ?
7. Existe-t-il des chambres d'attente dites mortuaires pour les cas de mort apparente ?
8. Quelle est la superficie réservée :
   A.— Au champ commun ?
   B.— Aux concessions perpétuelles ?
   C.— Aux concessions temporaires ?
   D.— Aux chapelles, dépositoires, logements de gardiens, etc. ?

Champ commun

9. Nature du sol du champ commun.
10. Dimensions et profondeur des fosses ; distances observées entre deux fosses consécutives.
11. Au bout de combien de temps pratique-t-on les exhumations pour procéder à de nouvelles inhumations ?
12. Les corps sont-ils complètement décomposés et sans odeur, ou bien, si la décomposition est incomplète, dans quel état se trouvent-ils ?
13. La terre dans laquelle ont eu lieu les précédentes inhumations ne reste-t-elle pas imprégnée d'émanations plus ou moins désagréables, ou même dangereuses ?
14. Que fait-on des restes des corps exhumés ?

Concessions perpétuelles

15. Quel est le nombre approximatif annuel des morts pour lesquels sont réclamées des concessions perpétuelles ?

16. Les cercueils sont-ils placés directement dans le sol ?

17. Y a-t-il des tombeaux de famille communs, que l'on est obligé d'ouvrir chaque fois que l'on fait une nouvelle inhumation et dans ce cas, prend-on des précautions spéciales pour mettre les personnes et le public à l'abri des émanations dangereuses ?

18. Chaque corps est-il, au contraire, placé dans une cellule spéciale, préparée à l'avance et que l'on scelle après l'inhumation ?

19. Ces cellules sont-elles placées au-dessus ou au-dessous du sol ?

20. Comment sont-elles disposées ?

21. Quelle est la nature et l'épaisseur des maçonneries ?

22. Sait-on combien de temps dure, dans ces cellules, la décomposition ou la dessiccation des corps ?

23. Ne se produit-il pas de dégagement de gaz ou de liquides à travers les maçonneries ?

Concessions temporaires

24. S'il y a des concessions temporaires, de quelle durée sont-elles, et suivant quel mode les inhumations sont-elles pratiquées ?

25. Les exhumations sont-elles permises et dans quelles conditions ?

26. Est-il employé obligatoirement dans les bières des matières absorbantes ou désinfectantes ?

27. L'état actuel offre-t-il toute garantie et quels sont, dans le cas contraire, les *desiderata* auxquels il faudrait répondre.

28. Fournir tout autre renseignement qui n'aurait pas été prévu dans ce questionnaire, et dont la pratique répondrait au but qu'on se propose : l'innocuité des cimetières à créer.

RÉPONSES

PARVENUES AU CONSEIL

BORDEAUX

Indiquer le chiffre de la population.

194,241 âmes (Décret du 15 Janvier 1867).

Moyenne annuelle des décès.

6,500 décès.

Existe-t-il un ou plusieurs cimetières ?

Plusieurs cimetières affectés aux différents cultes.

Superficie du cimetière.

245,000 mètres.

A quelle distance des maisons habitées ?

A 15 mètres environ.

Quel est le délai avant l'inhumation ?

Celui fixé par la loi.

Existe-t-il des chambres d'attente dites mortuaires pour les cas de mort apparente ?

Il n'en existe pas.

Quelle est la superficie réservée au champ commun ;

119,500 mètres environ.

Aux concessions perpétuelles ;

60,000 mètres.

Aux concessions temporaires ;

2,000 mètres.

Aux chapelles, dépositoires, logements de gardiens, etc.

Il n'existe pas de chapelles appartenant à la ville. Le dépositoire occupe à la surface du sol environ 40 mètres.

Le logement du concierge et les postes de portiers, environ 70 mètres.

Nature du sol du champ commun.

Terre ferme, sable, argile, terrains de remblai, rocher.

Dimensions et profondeur des fosses; distances observées entre deux fosses consécutives.

La largeur des fosses est de 80 centimètres, la profondeur est de 2 mètres, et la longueur de 2 mètres. — Le terre-plein séparant les fosses est de 40 centimètres.

Au bout de combien de temps pratique-t-on les exhumations pour procéder à de nouvelles inhumations?

Tous les six ans.

Les corps sont-ils complètement décomposés et sans odeur, ou bien, si la décomposition est incomplète, dans quel état se trouvent-ils?

La généralité des corps est entièrement réduite à l'état d'ossements; les corps non réduits sont trouvés à l'état caséeux.

La terre dans laquelle ont eu lieu les précédentes inhumations ne reste-t-elle pas imprégnée d'émanations plus ou moins désagréables, ou même dangereuses?

La terre provenant des fouilles dégage parfois des odeurs désagréables, mais jamais dangereuses.

Que fait-on des restes des corps exhumés?

On les dépose dans un ossuaire en maçonnerie d'où ils sont extraits pour être enterrés.

Quel est le nombre approximatif annuel des morts pour lesquels sont réclamées des concessions perpétuelles?

Cent concessions par an, en moyenne.

Les cercueils sont-ils placés directement dans le sol?

Toute concession perpétuelle entraîne la construction obligatoire d'un caveau en maçonnerie creusé à 2 mètres 50 de profondeur.

Y a-t-il des tombeaux de famille communs, que l'on est obligé d'ouvrir chaque fois que l'on fait une nouvelle inhumation et dans ce cas, prend-on des précautions spéciales pour mettre les personnes et le public à l'abri des émanations dangereuses?

Tous les tombeaux de famille sont communs; on les ouvre à chaque inhumation. La ville donne à discrétion, aux fossoyeurs, le vinaigre aromatique et le chlorure de chaux, comme désinfectants.

Chaque corps est-il, au contraire, placé dans une cellule spéciale, préparée à l'avance et que l'on scelle après l'inhumation?

Certains caveaux contiennent des casiers ou niches qui sont fermés hermétiquement après chaque inhumation.

Ces cellules sont-elles placées au-dessus ou au-dessous du sol?

Elles sont placées au-dessous du sol.

Comment sont-elles disposées?

Elles sont superposées et forment une galerie.

Quelle est la nature et l'épaisseur des maçonneries?

Elles sont en pierres dures ou en béton de 12 centimètres d'épaisseur.

Sait-on combien de temps dure, dans ces cellules, la décomposition ou la dessiccation des corps?

La décomposition a lieu entre sept et huit ans; la dessiccation (ou parcheminement) ne se présente jamais.

Ne se produit-il pas de dégagement de gaz ou de liquides à travers les maçonneries?

Il s'en produit très rarement et dans ce cas les casiers sont scellés à nouveau.

S'il y a des concessions temporaires, de quelle durée sont-elles, et suivant quel mode les inhumations sont-elles pratiquées?

De dix ans, renouvelables pour cinq ans. Les inhumations sont faites en pleine terre, à 1 mètre 50 centimètres de profondeur pour les ossements, et à 2 mètres pour les corps récemment décédés.

Les exhumations sont-elles permises et dans quelles conditions?

Les exhumations sont très nombreuses et faites dans toutes les conditions d'hygiène possible.

Est-il employé obligatoirement dans les bières des matières absorbantes ou désinfectantes?

Voir l'administration des pompes funèbres.

L'état actuel offre-t-il toute garantie et quels sont, dans le cas contraire, les désiderata *auxquels il faudrait répondre?*

Toutes les opérations se font en conformité de la loi et des règlements municipaux.

BELFAST

Indiquer le chiffre de la population.

174,394.

Moyenne annuelle des décès.

1,216.

Existe-t-il un ou plusieurs cimetières?

Deux cimetières et trois terrains.

Superficie du cimetière.

45 acres.

A quelle distance des maisons habitées?

70 pieds.

Quel est le délai avant l'inhumation?

Le greffier doit être avisé vingt-quatre heures avant l'inhumation dans le terrain public et quarante-huit heures avant dans les terrains privés.

Existe-t-il des chambres d'attente dites mortuaires pour les cas de mort apparente?

Non... Mais on a proposé la construction de chapelles mortuaires.

Quelle est la superficie réservée au champ commun;

23 acres.

Aux concessions perpétuelles;

22 acres.

Aux concessions temporaires;

Pas du tout.

Aux chapelles, dépositoires, logements de gardiens, etc.

Superficie actuelle, environ 1 acre.

Nature du sol commun.

Terre glaise.

Dimensions et profondeur des fosses, distances observées entre deux fosses consécutives.

Chaque fosse, 9 pieds par 4 pieds... Profondeur, 12 pieds... Distance entre chaque fosse, 1 pied 8 pouces...

Au bout de combien de temps pratique-t-on les exhumations pour procéder à de nouvelles inhumations?

20 ans.

Les corps sont-ils complètement décomposés et sans odeur, ou bien, si la décomposition est incomplete, dans quel état se trouvent-ils?

Le cimetière existe depuis 1869.

Que fait-on des restes des corps exhumés?

Tous les restes qui existent sont réenterrés.

Quel est le nombre approximatif annuel des morts pour lesquels sont réclamées des concessions perpétuelles?

304.

Les cercueils sont-ils placés directement dans le sol?

Oui, dans les fosses.

Y a-t-il des tombeaux de famille communs, que l'on est obligé d'ouvrir chaque fois que l'on fait une nouvelle inhumation et dans ce cas, prend-t-on des précautions spéciales pour mettre les personnes et le public à l'abri des émanations dangereuses?

Non.

Chaque corps est-il, au contraire, placé dans une cellule spéciale, préparée à l'avance et que l'on scelle après l'inhumation?

Oui.

Ces cellules sont-elles placées au-dessus ou au-dessous du sol?

Sous le sol et recouvertes de dalles cimentées.

Comment sont-elles disposées?

Longitudinalement.

Quelle est la nature et l'épaisseur des maçonneries?

Maçonneries divisionnaires, 4 pouces 1/2 d'épaisseur... Maçonneries extérieures, 9 pouces d'épaisseur... Briques.

Sait-on combien de temps dure, dans ces cellules, la décomposition ou la dessiccation des corps?

Non.

Ne se produit-il pas de dégagement de gaz ou de liquides à travers les maçonneries?

Pas observé.

S'il y a des concessions temporaires, de quelle durée sont-elles, et suivant quel mode les inhumations sont-elles pratiquées?

Pas de concessions temporaires.

Les exhumations sont-elles permises et dans quelles conditions?

Non.

Est-il employé obligatoirement dans les bières des matières absorbantes ou désinfectantes?

Non.

L'état actuel offre-t-il toute garantie et quels sont dans le cas contraire les desiderata *auxquels il faudrait répondre?*

Non.

Les réponses qui précèdent s'appliquent au cimetière de Belfast seulement. Toutefois, elles sont applicables en général à tous les autres cimetières de cette ville, dont quelques-uns ont été fermés par le Gouvernement, dans le but de les empêcher de nuire à la santé publique.

ÉDIMBOURG

Indiquer le chiffre de la population.

196,989 âmes.

Moyenne annuelle des décès.

26 pour 1,000.

Existe-t-il un ou plusieurs cimetières?

11 cimetières d'églises de diverses époques ; 6 cimetières, tous créés pendant ces dernières vingt années.

Superficie du cimetière.

Moyenne totale des cimetières d'églises, 21 acres; moyenne totale des cimetières, 53 acres. Les cimetières individuels varient en superficie comme suit : 15 acres, 5, 8, 10, 8 et 7 acres.

A quelle distance des maisons habitées?

Les cimetières sont généralement à une distance des maisons de 100 yards au moins. Dans quelques cas, des villas sont construites le long d'un des côtés du cimetière.

Quel est le délai avant l'inhumation?

Au moins cinq jours.

Existe-t-il des chambres d'attente dites mortuaires pour les cas de mort apparente?

Non, elles ne sont pas utiles, car, par suite de l'abaissement de la température, les corps sont gardés pendant plusieurs jours avant l'inhumation.

On ne peut répondre aux autres questions : les données manquent.

BRISTOL

Indiquer le chiffre de la population.

Environ 180,000 âmes.

Existe-t-il un ou plusieurs cimetières ?

Il y en a cinq ou six.

Superficie du cimetière.

Nous ne pouvons la déterminer.

A quelle distance des maisons habitées?

Quelques-uns sont près, d'autres à distance.

Quel est le délai avant l'inhumation ?

Cinq à sept jours.

Existe-t-il des chambres d'attente dites mortuaires pour les cas de mort apparente?

Dans un seul cimetière, le Greenbank.

Nature du sol du champ commun.

Variée.

Dimensions et profondeur des fosses, distances observées entre deux fosses consécutives.

7 pieds par 3 pieds à 8 pieds 6 pouces par 4 pieds 6 pouces. Profondeur, 7 à 9 pieds.

Au bout de combien de temps pratique-t-on les exhumations pour procéder à de nouvelles inhumations ?

Pas du tout.

Quel est le nombre approximatif annuel des morts pour lesquels sont réclamées des concessions perpétuelles ?

Nous ne pouvons le déterminer.

Les cercueils sont-ils placés directement dans le sol?

Pas toujours; plus fréquemment dans des fosses à revêtement de briques.

Y a-t-il des tombeaux de famille communs, que l'on est obligé d'ouvrir chaque fois que l'on fait une nouvelle inhumation et, dans ce cas, prend-on des précautions spéciales pour mettre les personnes et le public à l'abri des émanations dangereuses ?

Oui. Il n'est adopté aucune précaution spéciale.

Chaque corps est-il, au contraire, placé dans une cellule spéciale, préparée à l'avance et que l'on scelle après l'inhumation?

Dans des occasions peu nombreuses et rares.

Ces cellules sont-elles placées au-dessus ou au-dessous du sol?

Au-dessous du sol.

Sait-on combien de temps dure, dans ces cellules, la décomposition ou la dessiccation des corps?

Non.

Ne se produit-il pas de dégagement de gaz ou de liquides à travers les maçonneries?

Je n'en ai jamais entendu parler.

S'il y a des concessions temporaires, de quelle durée sont-elles, et suivant quel mode les inhumations sont-elles pratiquées?

Il n'y en a pas.

Les exhumations sont-elles permises et dans quelles conditions?

Non.

Est-il employé obligatoirement dans les bières des matières absorbantes ou désinfectantes?

Non.

MANCHESTER

Indiquer le chiffre de la population.

La population de la ville de Manchester était, en 1871, de 384,644 habitants; mais, si les faubourgs qui existent immédiatement après les limites de la ville et qui, à proprement parler, font partie de Manchester, étaient annexés, la population serait, dans un rayon de 7 milles de la Bourse, de 700,000 habitants environ.

Moyenne annuelle des décès.

La moyenne annuelle des décès, dans la ville, est de 10,100 environ.

Existe-t-il un ou plusieurs cimetières? Quelle est la superficie?

Il n'y a actuellement qu'un seul cimetière, appartenant à la corporation, d'une superficie de 40 acres et demi. Il est à une distance de la Bourse de 2 milles. Mais la corporation a acquis récemment un terrain de 90 acres environ, qui se trouve situé à 4 milles de distance.

Il y a, en outre, trois autres petits cimetières, appartenant à des Compagnies particulières, représentant, ensemble, une superficie de 19 acres environ.

A quelle distance des maisons habitées ?

Le cimetière de la corporation et celui qui est en voie de création sont à une certaine distance de tout centre de population important, c'est-à-dire à un demi-mille environ.

Quel est le délai avant l'inhumation ?

A moins de circonstances spéciales qui résulteraient d'une épidémie, il n'existe pas de règlement arbitaire fixant les délais dans lesquels l'inhumation doit avoir lieu.

Existe-t-il des chambres d'attente dites mortuaires pour les cas de mort apparente ?

Nous n'avons pas de chambres d'attente attenantes à nos cimetières, mais il y en a une dans la ville pour les cas spéciaux de mort par infection.

Quelle est la superficie réservée ?

Un tiers environ de notre cimetière est réservé au champ commun ; le reste est occupé par la maison, les bureaux et les loges des receveurs, et trois acres sur cinq sont affectés aux sépultures particulières.

Nature du sol du champ commun.

La nature du terrain varie ; toutefois, il est formé généralement de deux pieds de gravier et d'argile dans les couches inférieures.

Dimensions et profondeur des fosses, distances observées entre deux fosses consécutives.

L'espace réservé aux sépultures est fixé par les règlements du gouvernement, à savoir pour chaque fosse : 9 pieds 6 pouces par 4 pieds 6 pouces superficiels, et la largeur d'un cercueil étant de 2 pieds 3 pouces au maximum, il s'ensuit qu'il y a un espace de 2 pieds 3 pouces entre chaque fosse. La profondeur des fosses est limitée seulement par le coût de l'excavation et par l'efficacité du drainage, et pourvu que le terrain soit exempt d'eau, nous creusons jusqu'à une profondeur de 13 ou 14 pieds.

Au bout de combien de temps pratique-t-on les exhumations pour procéder à de nouvelles inhumations ?

Pour le champ commun, nous pensons qu'après un laps de temps de 18 ou 20 ans on peut procéder à de nouvelles inhumations dans les mêmes fosses.

Les corps sont-ils complètement décomposés et sans odeur, ou bien si la décomposition est incomplète, dans quel état se trouvent-ils ?

La terre dans laquelle ont eu lieu les précédentes inhumations ne reste-t-elle pas imprégnée d'émanations plus ou moins désagréables, ou même dangereuses?

Que fait-on des restes des corps exhumés ?

Comme notre cimetière n'est ouvert que depuis 7 ans environ, nous ne pouvons vous donner aucun renseignement en réponse à ces questions.

Quel est le nombre approximatif annuel des morts pour lesquels sont réclamées des concessions perpétuelles ?

Dans la corporation du cimetière, la proportion des inhumations dans les fosses particulières est de 1 à 3 ; mais notre cimetière n'est pas dans un quartier très séduisant et, conséquemment, il ne faudrait pas considérer cette proportion comme donnant un criterium exact des inhumations particulières en général comparées aux inhumations communes.

Les cercueils sont-ils placés directement dans le sol ?

Excepté dans des cas très rares où des caveaux sont construits en pierres ou en briques, les cercueils sont placés dans le sol.

Y a-t-il des tombeaux de famille communs, que l'on est obligé d'ouvrir chaque fois que l'on fait une nouvelle inhumation et dans ce cas, prend-on des précautions spéciales pour mettre les personnes et le public à l'abri des émanations dangereuses ?

Dans le cas des inhumations pour lesquelles un caveau est ouvert, des précautions spéciales, par désinfection ou autrement, sont prises dans le but de prévenir les dangers qui pourraient résulter d'émanations diverses.

Chaque corps est-il, au contraire, placé dans une cellule spéciale, préparée à l'avance et que l'on scelle après l'inhumation ?

Après chaque inhumation dans un caveau, le cercueil est revêtu de briques.

Ces cellules sont-elles placées au-dessus ou au-dessous du sol ?

Les cellules d'un caveau sont placées au-dessus du sol et celui-ci est rendu imperméable par des briques cimentées.

Comment sont-elles disposées ?

Les cercueils sont disposés sur des couches, ou verticalement, suivant les dimensions du caveau.

Quelle est la nature et l'épaisseur des maçonneries ?

L'épaisseur des maçonneries ou des travaux en briques dans un caveau est de 9 à 18 pouces.

Sait-on combien de temps dure, dans ces cellules, la décomposition ou la dessiccation des corps ?

Ne se produit-il pas de dégagement de gaz ou de liquides à travers les maçonneries?

Nous n'avons pas eu l'expérience de semblables inconvénients.

S'il y a des concessions temporaires, de quelle durée sont-elles, et suivant quel mode les inhumations sont-elles pratiquées?

Nous n'avons pris aucune disposition dans notre cimetière pour des « concessions temporaires ». Nos inhumations se font toutes, ou dans des fosses communes, ou dans des fosses vendues à perpétuité à des familles.

NEWCASTLE-ON-TYNE

Indiquer le chiffre de la population.

130,000 âmes.

Moyenne annuelle des décès,

23 par 1,000 habitants et par an.

Existe-t-il un ou plusieurs cimetières?

Six.

Superficie du cimetière?

61 acres.

A quelle distance des maisons habitées?

40 yards.

Quel est le délai avant l'inhumation?

Comme règle, les corps sont inhumés le quatrième jour après le décès.

Existe-t-il des chambres d'attente dites mortuaires pour les cas de mort apparente?

Non.

Quelle est la superficie réservée au champ commun?

Il n'existe pas d'endroit réservé pour les pauvres; ils sont enterrés dans les mêmes conditions que les autres, les frais étant supportés par les autorités paroissiales.

Aux concessions perpétuelles;

La superficie d'une fosse simple ou caveau, est de 30 pieds, et celle d'une fosse double de 72.

Aux concessions temporaires;

36 pieds.

Aux chapelles, dépositoires, logements de gardiens, etc.

Il n'y a pas de chapelles tenant lieu de dépositoires, ces édifices étant interdits par acte du Parlement.

Nature du sol du champ commun.

Variée. Gravier et roc friable, forte terre glaise marneuse.

Dimensions et profondeur des fosses, distances observées entre deux fosses consécutives.

9 pieds par 4 pieds et profondes de 6 à 8 pieds ; distance de l'une à l'autre, pas moindre de 3 pieds.

Au bout de combien de temps pratique-t-on les exhumations pour procéder à de nouvelles inhumations?

Adultes, 14 ans ; enfants au-dessous de 12 ans, 8 ans.

Les corps sont-ils complètement décomposés et sans odeur, ou bien, si la décomposition est incomplète, dans quel état se trouvent-ils?

Complètement décomposés et sans odeur.

La terre dans laquelle ont eu lieu les précédentes inhumations ne reste-t-elle pas imprégnée d'émanations plus ou moins désagréables, ou même dangereuses?

Il n'y a pas d'odeur après 14 ans d'inhumation.

Que fait-on des restes des corps exhumés?

Déposés dans la nouvelle fosse.

Quel est le nombre approximatif annuel des morts pour lesquels sont réclamées des concessions perpétuelles?

La proportion des fosses perpétuelles, par rapport aux fosses ordinaires, est de 1 à 200 environ.

Les cercueils sont-ils placés directement dans le sol?

Oui.

Y a-t-il des tombeaux de famille communs, que l'on est obligé d'ouvrir chaque fois que l'on fait une nouvelle inhumation et dans ce cas, prend-on des précautions spéciales pour mettre les personnes et le public à l'abri des émanations dangereuses?

Chaque corps est scellé dans une cellule séparée et n'est plus remué de nouveau. Conséquemment, lorsque de nouvelles inhumations ont lieu, des précautions ne sont pas nécessaires, puisqu'il ne se dégage aucune émanation des corps précédemment enterrés.

Chaque corps est-il, au contraire, placé dans une cellule spéciale, préparée à l'avance et que l'on scelle après l'inhumation?

Oui.

Ces cellules sont-elles placées au-dessus ou au-dessous du sol?

Sous terre.

Comment sont-elles disposées ?

Voyez la réponse suivante.

Quelle est la nature et l'épaisseur des maçonneries ?

Les maçonneries sont en briques jointées au mortier de chaux et de 9 pouces d'épaisseur; une division en pierres plates de 3 pouces d'épaisseur, recouverte de la même manière, sépare chaque cellule.

Sait-on combien de temps dure, dans ces cellules, la décomposition ou la dessiccation des corps ?

Cela dépend de la nature du sol, mais elle dure en moyenne 17 ans.

Ne se produit-il pas de dégagement de gaz ou de liquides à travers les maçonneries ?

Non.

S'il y a des concessions temporaires, de quelle durée sont-elles, et suivant quel mode les inhumations sont-elles pratiquées ?

14 ans, et de la même manière que si jamais aucun corps n'y avait été déposé.

Les exhumations sont-elles permises et dans quelles conditions ?

On doit obtenir l'autorisation du secrétaire d'Etat au département de l'intérieur.

Est-il employé obligatoirement dans les bières des matières absorbantes ou désinfectantes ?

Pas obligatoire.

L'état actuel offre-t-il toute garantie et quels sont, dans le cas contraire, les desiderata *auxquel il faudrait répondre ?*

L'état actuel des choses, dans les cimetières de Newcastle, est bon et rien ne paraît être nécessaire.

Fournir tout autre renseignement qui n'aurait pas été prévu dans ce questionnaire, et dont la pratique répondrait au but qu'on se propose : l'innocuité des cimetières à créer.

Autrefois, les cimetières étaient petits et entourés d'habitations particulières; mais aujourd'hui, ils sont d'une étendue beaucoup plus considérable et situés à une plus grande distance de la ville. Ils ne devraient pas être situés à moins d'un mille de la ville, et il serait à désirer qu'ils fussent encore à une plus grande distance et plus particulièrement là où il existe des chemins de fer.

LIVERPOOL

Indiquer le chiffre de la population.

500,000 âmes.

Moyenne annuelle des décès.

La moyenne totale des morts par an et pendant les dix dernières années est de 16,042; mais cette période comprend cinq années de mortalité excessive par suite d'épidémies de fièvre typhoïde, choléra et variole. La mortalité, l'année dernière, a été de 13,540, nombre qui peut être considéré comme beaucoup plus normal.

Existe-t-il un ou plusieurs cimetières?

Huit dont quatre sont petits.

Superficie du cimetière.

Environ 74 acres statutaires, actuellement appropriés au parc Anfield. Ce cimetière est de beaucoup le plus grand, et 40 acres environ sont conservés en réserve pour les besoins futurs.

A quelle distance des maisons habitées?

Les lois anglaises qui régissent les inhumations exigent que les cimetières ne soient pas situés à moins de 100 yards des maisons habitées, sans le consentement des propriétaires et des occupants.

Quel est le délai avant l'inhumation?

Il n'y a pas de règlement officiel. Ordinairement trois ou quatre jours. Dans les cas de mort par infection, l'officier médical de santé exigerait une prompte inhumation, quelquefois dans les 24 heures.

Existe-t-il des chambres d'attente dites mortuaires pour les cas de mort apparente?

Non. Avant qu'un enterrement puisse avoir lieu, il est exigé que le médecin délégué auprès de la personne décédée délivre un certificat de décès en constatant les causes, sur lequel le décès est alors enregistré par le directeur de l'enregistrement des morts, pour la circonscription, qui délivre un certificat pour l'inhumation. En cas de mort subite ou par violence, une enquête est faite devant une Cour par le coroner, qui donne alors l'autorisation d'inhumer, et un enterrement qui aurait lieu sans l'un ou l'autre de ces documents exposerait le contrevenant à une amende de dix livres.

Quelle est la supeficie réservée au champ commun?

37,680 yards carrées. Un espace considérable est tenu en réserve pour cette classe d'enterrement.

Aux concessions perpétuelles :

168,080 yards carrées.

Aux concessions temporaires :

Il n'y a pas d'appropriation à cet égard.

Aux chapelles, dépositoires, logements de gardiens, etc.

17,600 yards carrées.

Nature du sol du champ commun.

La même que dans les autres parties.

Dimensions et profondeur des fosses, distances observées entre deux fosses consécutives.

Profondeur, 9 à 14 pieds : superficie, 8 pieds par 4, laissant une séparation en terre entre chaque fosse qui, nulle part, n'a pas moins de 18 pouces d'épaisseur.

Au bout de combien de temps pratique-t-on les exhumations pour procéder à de nouvelles inhumations ?

Les règlements pour les champs de repos, en Angleterre, ne permettent pas l'exhumation de semblables restes. Mais les terrains libres peuvent être consacrés de nouveau aux inhumations après un laps de temps de 14 ans, pas moins ; et alors les restes, qui consistent en os seulement, sont laissés au fond de la fosse. Les terrains argileux, durs, n'admettent pas un réemploi. La nécessité d'un réemploi dans notre cimetière ne s'est pas encore présentée et ne se présentera probablement pas avant de nombreuses années.

Les corps sont-ils complètement décomposés et sans odeur, ou bien, si la décomposition est incomplète, dans quel état se trouvent-ils ?

Nous n'en avons pas l'expérience, notre cimetière n'ayant pas complètement dix ans d'activité.

La terre dans laquelle ont eu lieu les précédentes inhumations ne reste-t-elle pas imprégnée d'émanations plus ou moins désagréables, ou même dangereuses ?

Même réponse.

Quel est le nombre approximatif annuel des morts pour lesquels sont réclamées des concessions perpétuelles ?

La moyenne annuelle des fosses concédées à perpétuité dans ce cimetière est de 545.

Les cercueils sont-ils placés directement dans le sol ?

Oui. Immédiatement après avoir été extraits des chapelles respectives où la première partie du service funèbre a été exécutée, ils sont déposés dans leur fosse définitive, où le service est achevé.

Y a-t-il des tombeaux de famille communs, que l'on est obligé d'ouvrir chaque fois que l'on fait une nouvelle inhumation et dans ce cas, prend-on des précautions spéciales pour mettre les personnes et le public à l'abri des émanations dangereuses?

Oui. Il appartient à n'importe quelle famille d'acheter une ou plusieurs fosses de 8 pieds par 4, ou de 9 pieds par 4 pieds 6 pouces, et d'y construire une tombe ou un caveau avec des murailles en briques, et de les creuser à une profondeur praticable sur laquelle on se serait mis préalablement d'accord, et, en pareil cas, les actes anglais sur les inhumations exigent que chaque corps soit déposé séparément dans une tombe hermétiquement fermée, c'est-à-dire dans un réceptacle préalablement construit en briques qui, après avoir reçu le corps, est ensuite fermé par des dalles en pierres scellées au mortier ou au ciment. Dans ce cimetière, il existe aussi des catacombes générales souterraines, consistant en cellules ou compartiments en pierres, de la capacité d'un corps, s'ouvrant par l'extrémité qui fait face au spectateur; dans ce cas, chaque cercueil doit être renfermé dans une enveloppe de plomb et finalement dans une caisse extérieure. Cet usage est moins pratiqué ici que dans la métropole.

Ces cellules sont-elles placées au-dessus ou au-dessous du sol?

Les tombes avec leurs caveaux sont toutes, dans ce cimetière, au-dessous du sol.

Comment sont-elles disposées?

Côté à côté, jusqu'à ce que le sol du caveau soit couvert, et ainsi de suite par couches successives.

Quelle est la nature et l'épaisseur des maçonneries?

A l'extérieur, briques ordinairement de 9 pouces d'épaisseur, mais plus épaisses si elles sont appelées à recevoir des superconstructions lourdes.

Des caveaux, 4 pouces et demi d'épaisseur dans ce cimetière.

Sait-on combien de temps dure, dans ces cellules, la décomposition ou la dessiccation des corps?

Non, attendu qu'il n'y a pas encore dix ans que le cimetière est en activité.

Ne se produit-il pas de dégagement de gaz ou de liquides à travers les maçonneries?

Aucun.

S'il y a des concessions temporaires, de quelle durée sont-elles, et suivant quel mode les inhumations sont-elles pratiquées?

Aucune dans ce cimetière.

Les exhumations sont-elles permises et dans quelles conditions?

S'il s'agit de procéder à une exhumation dans un terrain qui ne soit pas consacré à l'usage de l'Église d'Angleterre établie, on devra, au préalable, en demander l'autorisation au secrétaire d'État délégué au ministère de l'intérieur; dans le cas contraire, c'est à l'évêque du diocèse dans lequel le cimetière est situé, et qui devra, alors, délivrer cette permission, qu'on appelle « une faculté ». On peut également procéder à des exhumations en vertu d'un ordre du coroner, et lorsqu'il s'agit d'une enquête.

Est-il employé obligatoirement dans les bières des matières absorbantes ou désinfectantes?

Non, pas habituellement; mais pendant la durée d'une épidémie, l'officier médical de santé peut en ordonner l'emploi, s'il s'agit de personnes mortes de maladies contagieuses.

L'état actuel offre-t-il toute garantie et quels sont, dans le cas contraire, les desiderata *auxquels il faudrait répondre?*

L'officier médical de santé répond comme suit à cette question : « Dans mon opinion, la traduction et la signification de la question est la suivante : l'état présent et actuel offre-t-il toutes les « garanties que vous pourriez exiger, en ce qui concerne la condition et l'emploi de sépultures concédées pour un temps limité? « Sinon, quelles sont les exigences *(desiderata)* qu'il faudrait « vêtir? Et je crois que la réponse devrait être celle-ci : Nos ouvriers construisent les caveaux sous notre direction, et la seule « chose dont nous nous préoccupions, c'est le nombre des corps « qui pourraient y être déposés, attendu que l'épaisseur du sol qui « doit les recouvrir est déterminée par nos lois. »

Fournir tout autre renseignement qui n'aurait pas été prévu dans ce questionnaire, et dont la pratique répondrait au but qu'on se propose : l'innocuité des cimetières à créer.

Il est une condition très importante à laquelle on doit tenir la main : c'est le drainage complet et général du sol. Car, là où le terrain est humide, la décomposition est retardée et les émanations sont incomplètement absorbées, d'où la conséquence que le champ présente un état dangereux. Les actes qui régissent les inhumations prescrivent de ne pas enterrer un adulte à moins de 4 pieds de terre entre la partie supérieure du cercueil et la surface ordinaire du sol, et il n'est pas exigé moins de trois pieds pour les enfants au-dessous de 12 ans.

Chaque chapelle, dans ce cimetière, est pourvue d'une chambre mortuaire séparée du corps de la chapelle par de grandes portes vitrées ou fenêtres; les cadavres y sont déposés pendant la durée du service funèbre, et des portes qui règnent à chaque extrémité ménagent une ventilation suffisante.

Il existe également une chambre mortuaire spéciale pour les constatations *post mortem*.

LONDRES

Cette ville n'avait pas répondu à l'envoi de notre questionnaire ; nous devons à l'obligeance de M. Berger, architecte, les documents importants qui suivent ; nous ne saurions trop le remercier de nous avoir permis de les publier ; ils ne modifient pas les conclusions du rapport, mais ils apportent leur contingent à la série de documents que nous avions recueillis.

Principaux cimetières de la ville de Londres.

RIVE GAUCHE

Cimetières à l'Est de la ville

	Distance de Londres en kilom.
Victoria Parck cemetery Bethnatgreen road....	8,000
City tower Hamletz cemetery White Chapel road mile End..............................	9,500
City of London cemetery Little Ilford.........	16,000
East London cemetery White Chapel road mile End.................................	9,000
Cimetières au Nord de la ville.	
High gate cemetery, Upper Holloway.........	9,000
Abney Parck cemetery, Bishops-Gate street....	9,000
Great Northern cemetery, at Colney hatch.....	11,500
Saint-Pancrass cemetery, Finchley road.......	9,500
Saint-Mary le bone cemetery, Finchley road ...	9,000
Cimetières au Nord-Ouest.	
Paddington cemetery Kilburn-Gate...........	12,000
Kensalgreen cemetery Harrow road...........	11,000
Cimetière à l'Ouest.	
London cemetery Brompton..................	9,000
RIVE DROITE	
Cimetières au Sud.	
Nun heat cemetery Pockham Rie.............	11,000
Norwood cemetery ou Southerne London cemetery Tuls-hill..........................	12,000
Cimetières à l'Ouest.	
London necropolis, Woking-station.......... South Western Railway.	47,000

London Nécropolis, Woking-station (South western railway).

Le cimetière de Woking-common occupe une surface de 2,000 acres, soit 810 hectares ; 400 acres sont déjà clos et complantés.

Les inhumations y sont pratiquées depuis environ 18 ans et dans cet espace de temps 5(,000 inhumations y ont été faites.

Les corps sont inhumés à une très grande profondeur, dans certains cas, soit 35 pieds au plus ; la moindre profondeur est de 2 mètres. Jusqu'à ce jour il a été construit très peu de caveaux en pierre; la plus grande partie des inhumations sont faites en pleine terre.

Les familles ont le droit d'acheter à la Compagnie une grande étendue de terre pour y établir leurs sépultures, soit dans des caveaux, soit en pleine terre ; dans ce dernier cas l'espacement des fosses est réglementé, afin que lorsqu'il est nécessaire de pratiquer une exhumation les ouvriers fossoyeurs ne soient pas fatigués par la mauvaise odeur des corps voisins. Un grand nombre de familles achètent des concessions ordinaires et c'est alors que les corps sont superposés (toujours en pleine terre) en laissant une hauteur de terre de 1 mètre entre chaque corps.

Le train mortuaire transporte jusqu'à 80 corps, et c'est à ce nombre d'inhumations que nous avons assisté. Les corps sont extraits des wagons et placés dans une chapelle pour les dernières prières et ensuite les inhumations commencent. Malgré toutes les précautions prises pour assainir la chapelle, c'est impossible de pouvoir y séjourner un seul instant.

Ce cimetière ne contient pas encore de catacombes.

Cimetière de Brompton

Ce cimetière appartient au gouvernement.

Les inhumations en pleine terre y sont pratiquées, dans le genre du cimetière de Woking, mais elles sont en très petit nombre : les familles font construire des caveaux recouverts par de simples pierres tumulaires ou des mausolées.

Les catacombes de ce cimetière sont splendides ; elles occupent une longueur de 200 mètres de chaque côté ; elles renferment un grand nombre de corps.

Ces catacombes sont disposées en de grandes arcades de 3 mètres de largeur sur une hauteur de 4 mètres; chaque arcade est divisée en cases plus ou moins grandes selon le désir des familles; parfois les corps contenus dans ces arcades sont fermés par de simples grilles en fer, et dans d'autres cas chaque compartiment est fermé par un patent-glass; les familles ont aussi le droit de laisser chaque case ouverte.

Ce cimetière est magnifique par sa disposition, ses jardins, ses constructions, ses monuments et surtout ses catacombes.

Cimetière de Kensal-Green

Ce cimetière appartient à une compagnie.

Les inhumations en pleine terre y sont très peu pratiquées ; les familles achètent des concessions de terrain. Les caveaux sont construits dans le genre de ceux de Paris.

Les catacombes sont magnifiques comme disposition dans la hauteur des terres ou en élévation. Les familles ont le droit d'acheter une arcade complète ou une seule case et elles sont libres de fermer la case ou de la laisser ouverte.

Ce cimetière est de toute beauté.

Cimetière d'Highgate

Ce cimetière ressemble beaucoup à notre cimetière du père Lachaise par les différences de niveaux ; c'est le plus riche cimetière de la ville de Londres.

Toutes les familles possèdent une sépulture privée, les concessions de terrains sont assez grandes; une partie est affectée pour la construction d'un caveau devant recevoir les corps complètement décomposés et l'autre partie est réservée pour recevoir les corps verts qui doivent séjourner dans la terre pendant un certain temps nécessaire à leur décomposition et après ce séjour les ossements sont enlevés et placés dans le caveau construit à cet effet.

Les catacombes sont magnifiques, les familles peuvent acheter l'espace qui leur est nécessaire pour leur sépulture ; dans ce cimetière seulement les catacombes sont en élévation au-dessus du sol ; les corps sont placés dans de grandes chambres mortuaires fermées par une porte en bois et les visiteurs sont admis, sur leur demande, à pénétrer dans ces chambres.

STOCKHOLM

Indiquer le chiffre de la population.

136,016 âmes le 31 décembre 1871.

Moyenne annuelle des décès.

4,164, chiffre moyen de 1861 à 1870.

Existe-t-il un ou plusieurs cimetières ?

Dès l'origine, les huit communautés de la ville, ainsi que les communautés des Confesseurs de la Foi, qui n'appartenaient pas à l'église suédoise, avaient chacune son cimetière.

Ces huit cimetières étaient tous situés en dedans de la partie habitée de la ville. L'an 1808, l'inhumation fut en général interdite dans deux de ces cimetières. L'an 1827, l'une des communautés commençait à faire des inhumations dans un cimetière hors de la ville. Depuis cette époque, les autres communautés ont, l'une après l'autre, acquis le droit de se servir de ce cimetière, de sorte qu'à présent deux communautés seulement enterrent leurs morts dans leurs cimetières, en dedans de la ville, et cela seulement jusqu'à nouvel ordre. Il est défendu aux autres communautés de se servir de leurs cimetières en dedans de la ville, sauf pour les inhumations dans les tombeaux particuliers qui ont été achetés depuis longtemps. Ceux qui n'appartiennent pas à l'église suédoise enterrent leurs morts dans des cimetieres particuliers plus petits, et qui sont situés à l'extrémité de la ville ou hors de la ville.

Toutes les explications ci-après données ont rapport (à moins que le contraire ne soit expressément indiqué) au susdit cimetière commun situé hors de la ville, lequel deviendra bientôt plus commun pour tous les habitants de la ville qui appartiennent à l'église suédoise, c'est-à-dire à la majorité des habitants de la ville.

Superficie du cimetière.

Actuellement, environ 22 tunland, équivalant à 1,232,000 pieds carrés. Avec le terrain qui a été acheté dernièrement, afin d'être ajouté au cimetière en cas de besoin, il y a une superficie de terre continue de 7,921,600 pieds carrés.

A quelle distance des maisons habitées?

2,200 pieds de la dernière maison de la ville.

Quel est le délai avant l'inhumation?

Pas avant trois fois vingt-quatre heures, s'il n'y a pas d'épidémie, et en général pas plus tard que huit jours. Ordinairement, le premier dimanche après le décès, si les trois fois vingt-quatre heures ont expiré.

Existe-t-il des chambres d'attente dites mortuaires pour les cas de mort apparente ?

Non.

Quelle est la superficie réservée au champ commun et aux concessions perpétuelles ;

Aucune superficie déterminée. Dès l'origine, on suivait le principe de placer les fosses particulières le plus près des allées, et les fosses communes en dedans du champ. Peu à peu, par suite de l'augmentation des demandes pour des tombeaux particuliers, ceux-ci ont été placés en dedans les uns des autres sur plusieurs rangs.

Aux concessions temporaires ;

N'existe pas. Il y a cependant à observer que si, après l'expiration de 50 ans à compter du jour de l'expédition de l'acte mortuaire pour tombeau particulier (tombeau acheté pour tout avenir), le propriétaire ne se présente pas malgré la publication qui aura été faite à ce sujet, le tombeau retourne à l'administration du cimetière.

Aux chapelles, dépositoires, logements de gardiens, etc.

5,414 pieds carrés, dont 2,297 pieds carrés pour un bâtiment qui est situé en dehors du cimetière proprement dit.

Nature du sol du champ commun.

En général de la meilleure espèce, telle que sable plus ou moins fin. Dans quelques endroits, il y a aussi du gravier et de l'argile plus ou moins grasse. Une partie insignifiante consiste en rocs.

Dimensions et profondeur des fosses; distances observées entre deux fosses consécutives.

Pour les cadavres d'adultes, 9 pieds de longueur, 5 pieds de largeur et 6 pieds de profondeur; pour les cadavres d'enfants, 6 pieds de longueur, 3 pieds de largeur et 6 pieds de profondeur. Entre les rangs des fosses, on laisse un sentier d'environ 2 pieds de largeur ; par contre, entre les fosses on ne laisse aucun espace vide, mais aussitôt qu'une première fosse a été ouverte dans le rang, on couvre de panneaux en bois le côté où la prochaine fosse devra être faite. Dès que cette dernière fosse aura, en son temps, été ouverte avec des panneaux pour la fosse suivante et qu'un corps y aura été déposé, cette fosse sera comblée à moitié, sur quoi les panneaux contre l'ancienne fosse seront enlevés avant que l'on ait fini de combler entièrement.

On continuera ensuite de procéder de cette manière jusqu'à ce que le rang des fosses soit plein.

Au bout de combien de temps pratique-t-on les exhumations pour procéder à de nouvelles inhumations?

Cela a dépendu des besoins de nouvelles fosses. La première exhumation eut lieu après 20-21 ans.

Les corps sont-ils complètement décomposés et sans odeur, ou bien, si la décomposition est incomplète, dans quel état se trouvent-ils?

Dans la terre sablonneuse, le corps s'est trouvé entièrement consumé et en état de squelette dans le cercueil. Dans la terre argileuse, la chair s'est changée en une matière dure, blanche et grasse (sans odeur) et le corps semble avoir été embaumé.

La terre dans laquelle ont eu lieu les précédentes inhumations ne reste-t-elle pas imprégnée d'émanations plus ou moins désagréables, ou même dangereuses?

Dans la terre sablonneuse, il n'y a point d'émanations. Dans la terre argileuse, où il y a de l'eau, l'eau a un peu d'odeur, mais qui disparaît de suite.

Que fait-on des restes des corps exhumés?

On les enfouit sous le fond de la nouvelle fosse, en mettant une couche de terre entre eux et le cercueil du nouveau cadavre.

Quel est le nombre approximatif annuel des morts pour lesquels sont réclamées des concessions perpétuelles?

L'an 1871, il fut vendu :

97 fos.	de	64 p. c.,	soit	6,208 p. car.	donnant place à	776	cadav.
1	—	192	—	192	—	15	—
1	—	168	—	168	—	12	—
2	—	144	—	288	—	20	—
7	—	96	—	672	—	84	—
1	—	80	—	80	—	10	—
6	—	32	—	192	—	24	—

115 fosses........... 7,8.0 pieds donnant place à 941 cadav.

Les cercueils sont-ils placés directement dans le sol?

Oui.

Y a-t-il des tombeaux de famille communs, que l'on est obligé d'ouvrir chaque fois que l'on fait une nouvelle inhumation et, dans ce cas, prend-on des précautions spéciales pour mettre les personnes et le public à l'abri des émanations dangereuses?

Oui. Dans de pareilles fosses, les cercueils sont placés en partie les uns à côté des autres, en partie les uns sur les autres; pour ce dernier cas, on achète des fosses plus profondes. La profondeur des fosses achetées varie entre 6 et 14 pieds. On ne prend pas d'autres précautions que celle de laisser toujours une quantité de terre suffisante qui puisse couvrir entièrement le dernier cercueil mis. En procédant ainsi, les anciens cercueils restant sans être remués, il n'y a aucune émanation.

Chaque corps est-il, au contraire, placé dans une cellule spéciale, préparée à l'avance et que l'on scelle après l'inhumation?

Cela n'a pas lieu; comme exception, il y a des tombeaux murés avec des cellules communes, mais de ce genre il n'y en a pas plus de 40 à 50 dans tout le cimetière.

Ces cellules sont-elles placées au-dessus ou au-dessous du sol?

Comment sont-elles disposées?

Les cellules mentionnées ci-dessus sont placées au-dessous du sol et sont munies tout autour de murs. La pierre-couverture est munie de trous pour la ventilation. Elles coûtent, pour l'installation, sans compter le prix du terrain, 2,000 rd chacune.

Quelle est la nature et l'épaisseur des maçonneries?

De granit, 3 pieds d'épaisseur sur les côtés sur lesquels la voûte repose, 2 pieds d'épaisseur sur les autres côtés. Le fond également en granit.

Sait-on combien de temps dure, dans ces cellules, la décomposition ou la dessiccation des corps?

Ne peut être indiqué au juste: mais la décomposition a lieu plus promptement que quand les cercueils sont entourés de terre.

Ne se produit-il pas de dégagement de gaz ou de liquides à travers les maçonneries?

Pas perceptiblement. Les arbres du cimetière enlèvent les vapeurs qui peuvent exister.

S'il y a des concessions temporaires, de quelle durée sont-elles, et suivant quel mode les inhumations sont-elles pratiquées?

Il n'y en a pas.

Les exhumations sont-elles permises et dans quelles conditions?

Cela a lieu quand on veut transporter un corps d'une fosse commune à une fosse particulière. Il n'est pris aucune mesure particulière de précaution, seulement cela ne se fait qu'à des heures où il n'y a personne au cimetière.

Est-il employé obligatoirement dans les bières des matières absorbantes ou désinfectantes?

Non pas pour les fosses dans les cimetières situés à l'extrémité de la ville ou hors la ville, ni pour les fosses murées dans les deux cimetières situés en dedans de la partie de la ville habitée (voir ci-dessus), lesquels cimetières sont encore en usage. Par contre, quant aux fosses murées dans les deux cimetières sus-mentionnés, et en cas d'inhumations de cadavres dans les fosses particulières des deux autres cimetières en dedans de la partie habitée de la ville (voir la réponse ci-dessus à l'article 3), il est ordonné que les corps doivent être embaumés ou subir quelque autre préparation afin d'empêcher la décomposition, et qu'après l'inhumation la fosse soit remplie de sable de préférence, mêlé avec quelque matière désinfectante, par exemple de la chaux.

L'état actuel offre-t-il toute garantie et quels sont, dans le cas contraire, les desiderata *auxquels il faudrait répondre?*

L'état actuel est satisfaisant dans le cimetière nouveau ci-dessus mentionné, et dans les autres cimetières qui sont situés hors de la ville ou aux extrémités. Par contre, les cimetières situés en dedans des parties habitées de la ville offrent de grandes incommodités; aussi a-t-on cherché peu à peu, à Stockholm, à suivre le principe ordonné au commencement du siècle par le législateur suédois, de placer les cimetières hors de la ville.

On peut espérer que dans un délai plus ou moins éloigné, l'inhumation en dedans de la partie habitée de la ville ne sera permise que dans les fosses particulières, et ce délai ne doit pas être non plus bien éloigné, puisqu'il n'est même plus question d'inhumation de cadavres dans de pareilles fosses.

Fournir tout autre renseignement qui n'aurait pas été prévu dans ce questionnaire, et dont la pratique répondrait au but qu'on se propose : l'innocuité des cimetières à créer.

Dans le susdit cimetière commun, situé hors de la ville, le nombre d'inhumations a été, suivant les rapports qui ont été faits à ce sujet pendant les années 1867-1871, comparé avec le nombre total des décès, comme suit :

ANNÉES	Nombre de cadavres inhumés			Nombre de décès dans toute la ville.
	Dans les fosses particulières	Dans les fosses communes	TOTAL	
1867	162	2,136	2,298	3,870
1868	179	2,015	2,194	3,553
1869	216	2,436	2,652	4,384
1870	223	2,336	2,559	4,176
1871	255	2,372	2,627	4,238
Ensemble..	1,035	11,295	12,330	20,221

SAINT-PÉTERSBOURG

Indiquer le chiffre de la population.

Le chiffre des habitants de Saint-Pétersbourg monte au nombre de 670,663.

Moyenne annuelle des décès.

La moyenne des décès annuels est de 26,000.

Existe-t-il un ou plusieurs cimetières ?

Il existe quatre cimetières principaux et dix-huit cimetières moins grands, dont quelques-uns servent pour les différentes confessions et cultes.

Superficie du cimetière.

Le cimetière le plus grand est de 21 arpents (dessjaline). Le plus petit de 35 sajènes carrés. Le cimetière inauguré en décembre 1872, de 120 arpents.

A quelle distance des maisons habitées ?

Le minimum de la distance est de 100 sajènes.

Quel est le délai avant l'inhumation ?

D'après la loi, l'inhumation se fait le troisième jour. Dans les épidémies, on raccourcit le terme.

Existe-t-il des chambres d'attente dites mortuaires pour les cas de mort apparente?

Les chambres d'attente pour les cas de mort apparente n'existent pas. Les églises catholiques et luthériennes possèdent des caves pour déposer des cadavres avant l'inhumation. Dans le nouveau cimetière (Préobrajensk), une chambre mortuaire va être exigée.

Quelle est la superficie réservée au champ commun?

Le nouveau cimetière de Préobrajensk est partagé en six sections :

La 1re	section occupe	5,000	sajènes carrés.
La 2e	—	10,000	—
La 3e	—	25,000	—
La 4e	—	50,000	—
La 5e	—	90,000	—
La 6e	—	120,000	—

Les places se vendent à perpétuité et le prix varie d'après les sections.

Aux concessions perpétuelles :

Toute concession est perpétuelle.

Aux concessions temporaires ;

Les concessions temporaires n'existent pas.

Aux chapelles, dépositoires, logements de gardiens, etc.

Il n'y a pas de superficie destinée exclusivement pour les chapelles, églises et logements des gardiens. Les bâtisses occupent un terrain différent, selon la richesse du cimetière.

Nature du sol du champ commun.

Tous les cimetières de Saint-Pétersbourg ont un sol marécageux; celui de la Ochta contient de la tourbe; à la profondeur de quelques pieds on rencontre de la terre glaise. Le nouveau cimetière a un sol sec composé de sable et de terre glaise.

Dimensions et profondeur des fosses, distanees observées entre deux fosses consécutives.

La profondeur de la fosse est de 2 archines et demi, la longueur de 3 archines, la largeur d'un archine et demi. La distance entre deux fosses consécutives est légalement d'un archine. La profondeur de la fosse, du reste, varie; l'eau souterraine empêche de creuser jusqu'à la profondeur exigée par la loi.

Au bout de combien de temps pratique-t-on les exhumations pour procéder à de nouvelles inhumations?

Il n'existe pas de terme pour les exhumations, et les concessions étant perpétuelles défendent de toucher à une place qui porte encore les indices d'une tombe.

Les corps sont-ils complètement décomposés et sans odeur, ou bien si la décomposition est incomplète, dans quel état se trouvent-ils ?

La terre dans laquelle ont eu lieu les précédentes inhumations ne reste-t-elle pas imprégnée d'émanations plus ou moins désagréables, ou même dangereuses ?

Que fait-on des restes des corps exhumés ?

Comme il n'existe pas d'exhumations pour procéder à de nouvelles inhumations, il est difficile de répondre à ces trois questions.

Quel est le nombre approximatif annuel des morts pour lesquels sont réclamées des concessions perpétuelles ?

Toutes les concessions étant perpétuelles, on n'en réclame pas d'autres.

Les cercueils sont-ils placés directement dans le sol ?

Directement.

Y a-t-il des tombeaux de famille communs, que l'on est obligé d'ouvrir chaque fois que l'on fait une nouvelle inhumation et, dans ce cas, prend-on des précautions spéciales pour mettre les personnes et le public à l'abri des émanations dangereuses ?

Dans les tombeaux de famille, chaque cercueil se trouve dans un compartiment voûté à part, et on ne prend pas de précautions spéciales pour les nouvelles inhumations.

Chaque corps est-il, au contraire, placé dans une cellule spéciale, préparée à l'avance et que l'on scelle après l'inhumation ?

On ne scelle pas les cellules spéciales, mais ordinairement elles se trouvent dans le sol, couvertes de terre et d'un monument ou d'une pierre.

Ces cellules sont-elles placées au-dessus ou au-dessous du sol ?

Au-dessous du sol.

Comment sont-elles disposées ?

Il n'existe pas de loi qui règle la disposition.

Quelle est la nature et l'épaisseur des maçonneries ?

Elles sont différentes.

Sait-on combien de temps dure, dans ces cellules, la décomposition ou la dessiccation des corps ?

Non, mais le conseil médical vient de charger une commission, composée de quatre de ses membres, de tracer un programme pour des observations sur le terme de la décomposition des corps dans les cimetières de Saint-Pétersbourg.

Ne se produit-il pas de dégagement de gaz ou de liquides à travers les maçonneries ?

Cette question n'a pas été soumise à des examens spéciaux.

S'il y a des concessions temporaires, de quelle durée sont-elles, et suivant quel mode les inhumations sont-elles pratiquées ?

Non

Les exhumations sont-elles permises et dans quelles conditions ?

Les exhumations se font comme suite d'enquêtes ou pour transporter un corps dans un autre endroit, dans un tombeau de famille.

Est-il employé obligatoirement dans les bières des matières absorbantes ou désinfectantes ?

Non ; néanmoins, ce dernier temps, quelques-uns des hôpitaux de Saint-Pétersbourg s'en font un devoir durant les épidémies de choléra, typhus, variole : on emploie l'acide carbonique.

L'état actuel offre-t-il toute garantie et quels sont, dans le cas contraire, les desiderata *auxquels il faudrait répondre ?*

Les cimetières de Saint-Pétersbourg, étant placés dans le voisinage immédiat de la ville, ne peuvent ne pas mal agir sur l'état de la santé de la population, d'autant plus que l'eau souterraine des cimetières se trouve en communication directe avec l'eau de la Neva et des canaux. Pour prévenir radicalement cet inconvénient, l'administration municipale de la ville, après des études faites par une commission spéciale, a fondé deux grands cimetières à 12 et 14 kilomètres de la ville, à côté des chemins de fer, l'un au sud, l'autre au nord, où les corps morts vont être transportés par des trains express chaque matin. L'un de ces cimetières est déjà inauguré, et les inhumations ont commencé ; l'autre sera terminé durant l'été 1873.

BRUXELLES

Indiquer le chiffre de la population.

La ville de Bruxelles renferme une population de 185,000 habitants environ.

Moyenne annuelle des décès.

La moyenne annuelle des décès s'élève à 5,500 environ.

Existe-t-il un ou plusieurs cimetières ?

Il y a à Bruxelles trois cimetières.

Superficie du cimetière.

La superficie de ces trois cimetières est de six hectares environ.

A quelle distance des maisons habitées?

Les cimetières sont éloignés de 50 mètres au minimum des habitations.

Quel est le délai avant l'inhumation?

Quarante-huit heures.

Existe-t-il des chambres d'attente dites mortuaires pour les cas de mort apparente?

Ces chambres n'existent pas en temps ordinaire. Pendant les épidémies de choléra, des dépôts mortuaires ont été érigés dans les cimetières.

Quelle est la superficie réservée?

Aucune partie du cimetière n'est réservée. La superficie entière est champ commun.

Nature du sol du champ commun.

Le sol est sablonneux.

Au bout de combien de temps pratique-t-on les exhumations pour procéder à de nouvelles inhumations?

Le retour aux anciennes fosses se fait après cinq années au moins, et après un plus long laps de temps, suivant l'étendue du cimetière.

Les corps sont-ils complètement décomposés et sans odeur, ou bien, si la décomposition est incomplète, dans quel état se trouvent-ils?

Sauf de rares exceptions, les corps sont entièrement décomposés au bout de cinq années.

La terre dans laquelle ont eu lieu les précédentes inhumations ne reste-t-elle pas imprégnée d'émanations plus ou moins désagréables, ou même dangereuses?

Non.

Que fait-on des restes des corps exhumés?

On ne procède pas à des exhumations pour le retour aux anciennes fosses. Si, après les délais prescrits par la loi, les corps ne sont pas décomposés, les fosses sont laissées intactes

Quel est le nombre approximatif annuel des morts pour lesquels sont réclamées des concessions perpétuelles?

Depuis quelques années, 60 à 65 concessions perpétuelles sont accordées chaque année.

Les cercueils sont-ils placés directement dans le sol?

Oui, lorsque les concessions ne font pas construire de caveau; dans ce cas, la concession minimum est de 2 mètres carrés (2 mètres de longueur sur un mètre de largeur).

Y a-t-il des tombeaux de famille communs, que l'on est obligé d'ouvrir chaque fois que l'on fait une nouvelle inhumation, et dans ce cas, prend-on des précautions spéciales pour mettre les personnes et le public à l'abri des émanations dangereuses?

Oui; les concessions minimum contiennent, en ce cas, 2,60 mètres carrés de superficie; elles peuvent recevoir six corps superposés. A toute nouvelle inhumation, les caveaux sont ouverts: toutes mesures que la salubrité commande sont prises; on répand de l'acide phénique et du chlorure de chaux.

Chaque corps est-il, au contraire, placé dans une cellule spéciale, préparée à l'avance et que l'on scelle après l'inhumation?

Les corps sont superposés dans le caveau commun. Il n'y a de cellules spéciales que si les concessionnaires en font ériger, mais ils ne peuvent, en aucun cas, dépasser les limites fixées pour la superficie qui leur a été concédée.

Ces cellules sont-elles placées au-dessus ou au-dessous du sol?

Tous les caveaux sont placés au-dessous du sol.

Comment sont-elles disposées?

Les caveaux sont placés au bord des chemins; l'entrée est placée du côté de ceux-ci; leur profondeur maximum ne peut dépasser 3 mètres 50 centimètres.

Quelle est la nature et l'épaisseur des maçonneries?

Les murs des caveaux sont construits en briques; leur épaisseur est de 15 centimètres sur les côtés et de 30 centimètres à la tête et au pied.

Sait-on combien de temps dure, dans ces cellules, la décomposition ou la dessiccation des corps?

Non.

Ne se produit-il pas de dégagement de gaz ou de liquides à travers les maçonneries?

Non.

S'il y a des concessions temporaires, de quelle durée sont-elles, et suivant quel mode les inhumations sont-elles pratiquées?

La ville de Bruxelles n'accorde pas de concessions temporaires.

Les exhumations sont-elles permises et dans quelles conditions?

Les exhumations sont autorisées lorsqu'il s'agit de placer les corps dans une concession perpétuelle.

Est-il employé obligatoirement dans les bières des matières absorbantes ou désinfectantes?

Non.

L'état actuel offre-t-il toute garantie et quels sont, dans le cas contraire, les desiderata *auxquels il faudrait répondre?*

La situation actuelle est aussi satisfaisante que possible.

GAND

Indiquer le chiffre de la population.

125,840 habitants.

Moyenne annuelle des décès.

4,000.

Existe-t-il un ou plusieurs cimetières?

Trois cimetières, y compris ceux des protestants et des israélites.

Superficie du cimetière.

A. 15,542 mètres 90; B. 11,163 mètres 15; C. 9,767 mètres.

A quelle distance des maisons habitées?

L'extension rapide que prend la population dans le faubourg où est situé le cimetière A, a eu pour résultat de l'enclaver au milieu des habitations. — Ce cimetière sera fermé avant la fin de 1872.

Les cimetières B et C se trouvent davantage dans les conditions prévues par le décret de l'an XII.

Quel est le délai avant l'inhumation?

Sauf dans le cas où la salubrité publique exige que l'inhumation se fasse plus tôt, l'autorisation d'inhumer n'est accordée que vingt-quatre heures après la déclaration de décès au bureau de l'état-civil.

Existe-t-il des chambres d'attente dites mortuaires pour les cas de mort apparente?

Non.

Quelle est la superficie réservée au champ commun et aux concessions perpétuelles?

Toute l'étendue du cimetière, sauf le terrain situé le long des murs de clôture, est réservée, sur une profondeur moyenne de 4 mètres, aux concessions perpétuelles, dont la majeure partie a une superficie de 4 mètres carrés.

Aux concessions temporaires ;

Il n'est point accordé de concessions temporaires.

Aux chapelles, dépositoires, logements de gardiens, etc.

Le cimetière B a une chapelle et une habitation pour un ecclésiastique : elles avoisinent le cimetière.

Nature du sol du champ commun.

Les terrains des cimetières varient de nature : les uns sont sablonneux, les autres sont argileux ou mêlés de sable gras.

Dimensions et profondeur des fosses, distances observées entre deux fosses consécutives.

Autant que possible, d'après les prescriptions de l'an XII, 1 mètre 5 décimètres à 2 mètres de profondeur sur 8 décimètres de largeur, et à une distance les unes des autres de 3 à 5 décimètres.

Au bout de combien de temps pratique-t-on les exhumations pour procéder à de nouvelles inhumations?

Les exhumations, pour procéder à de nouvelles inhumations, se pratiquent après un terme de cinq années.

Les corps sont-ils complètement décomposés et sans odeur, ou bien, si la décomposition est incomplète, dans quel état se trouvent-ils?

Après une période de cinq années, les corps sont d'ordinaire complètement décomposés et sans odeur, et si, par exception, la décomposition est incomplète, on laisse les dépouilles intactes jusqu'au prochain renouvellement des fosses.

La terre dans laquelle ont eu lieu les précédentes inhumations ne reste-t-elle pas imprégnée d'émanations plus ou moins désagréables, ou même dangereuses?

Il faudrait peut-être une période plus longue que celle de cinq années pour que la terre ne restât pas imprégnée d'émanations désagréables. Toutefois, ces émanations ne paraissent point dangereuses.

Que fait-on des restes des corps exhumés?

Les restes des corps exhumés sont déposés dans les fosses quand on procède à de nouvelles inhumations.

Quel est le nombre approximatif annuel des morts pour lesquels sont réclamées des concessions perpétuelles?

Depuis le mois de juillet 1866 jusqu'au mois de juin 1872, 42 demandes de concessions perpétuelles pour sépultures ont été accordées par l'autorité communale, soit en moyenne sept demandes par an.

Les cercueils sont-ils placés directement dans le sol?

Les terrains concédés étant presque toujours destinés à la construction, sous le sol, de caveaux dits de famille, les cadavres y sont directement placés si les caveaux existaient déjà ; sinon, les cadavres sont placés provisoirement dans le sol jusqu'après l'achèvement des caveaux, et sont ensuite placés définitivement dans ces derniers, sur la production d'une autorisation délivrée par le bourgmestre.

Y a-t-il des tombeaux de famille communs, que l'on est obligé d'ouvrir chaque fois que l'on fait une nouvelle inhumation et, dans ce cas, prend-on des précautions spéciales pour mettre les personnes et le public à l'abri des émanations dangereuses?

Lorsqu'une inhumation dans un caveau de famille doit se faire, le caveau est ouvert la veille du jour fixé pour l'inhumation, de manière que, l'air ayant pu se renouveler, les émanations dangereuses ne sont plus à craindre.

Chaque corps est-il, au contraire, placé dans une cellule spéciale, préparée à l'avance et que l'on scelle après l'inhumation?

Cet usage n'est pas encore introduit dans nos cimetières.

Quelle est la nature et l'épaisseur des maçonneries?

Les murs des caveaux de famille ont régulièrement une épaisseur de 23 à 35 centimètres.

Sait-on combien de temps dure, dans ces cellules, la décomposition ou la dessiccation des corps?

Non.

Ne se produit-il pas de dégagement de gaz ou de liquides à travers les maçonneries?

Non.

S'il y a des concessions temporaires, de quelle durée sont-elles, et suivant quel mode les inhumations sont-elles pratiquées?

Il n'est accordé aucune concession temporaire.

Les exhumations sont-elles permises et dans quelles conditions?

Les exhumations sont permises sur la production d'une autorisation délivrée par le bourgmestre de la ville.

Est-il employé obligatoirement dans les bières des matières absorbantes ou désinfectantes?

Non.

L'état actuel offre-t-il toute garantie et quels sont, dans le cas contraire, les desiderata *auxquels il faudrait répondre?*

Un nouveau cimetière, d'une étendue de quatre hectares et demi, étant à la veille d'être ouvert pour remplacer le cimetière A, l'état de nos cimetières offrira assez de garanties pour permettre à l'administration communale de considérer ce service important comme répondant à toutes les exigences de la salubrité et de l'hygiène publiques.

AMSTERDAM

Indiquer le chiffre de la population.

Au 1er janvier 1872, le chiffre de la population montait à 273,511.

Moyenne annuelle des décès.

Environ 7,000. Mais dans ce nombre sont compris les catholiques et les juifs, qui ont des cimetières à eux propres. Les cimetières des juifs se trouvent dans d'autres communes. Les décès des catholiques s'élèvent à environ 1,500; ceux des juifs, à environ 800.

Existe-t-il un ou plusieurs cimetières?

Dans la commune d'Amsterdam, il en existe trois, dont un pour les catholiques, ci-dessus mentionné. Les deux autres sont à l'usage de tous, indépendants de la confession de foi.

Superficie du cimetière.

Les deux cimetières communaux, sur lesquels seuls nous pouvons donner des renseignements, ont ensemble une étendue de 5 hectares 47 ares 40 centiares.

A quelle distance des maisons habitées?

D'après l'art. 16 de la loi néerlandaise sur les inhumations, etc., il faut qu'il y ait une distance de plus de 50 mètres entre les cimetières et les maisons habitées.

Quel est le délai avant l'inhumation?

L'art. 6 de la loi ci-dessus mentionnée porte qu'aucune inhumation ne sera faite qu'après trente-six heures et ne pourra être différée que jusqu'au cinquième jour après le décès.

Existe-t-il des chambres d'attente dites mortuaires pour les cas de mort apparente?

Des chambres mortuaires pour le cas de mort apparente proprement dites n'existent pas, mais bien des chambres pour y déposer, en cas de maladie contagieuse, les cadavres, en attendant l'inhumation.

Quelle est la superficie réservée au champ commun, aux concessions perpétuelles, aux concessions temporaires, aux chapelles, dépositoires, logements de gardiens, etc.

A Amsterdam, il y a une tout autre distribution Outre les pauvres, qui ne sont pas en état de payer les droits d'enterrement, il y a cinq classes, et une partie du terrain destiné pour les trois premières est réservée aux concessions perpétuelles.

Nature du sol du champ commun.

La nature du sol est partout marécageuse ; mais on a rehaussé le terrain d'une grande quantité de sable, de sorte que, dans la même fosse, il y a place pour plus d'un cercueil.

Dimensions et profondeur des fosses, distances observées entre deux fosses consécutives.

Pour un des cimetières, la profondeur des fosses est de 2,8 mètres ; pour l'autre, de 1,5 mètre. La dimension est pour tous deux de 2,3 mètres de longueur et 1 mètre de largeur.

Quant aux distances entre deux fosses consécutives, d'après l'art. 22 de la loi, elles sont au moins de 0,3 mètres.

Au bout de combien de temps pratique-t-on les exhumations pour procéder à de nouvelles inhumations?

Les exhumations ne peuvent avoir lieu qu'apres dix ans (art. 22 de la loi).

Les corps sont-ils complètement décomposés et sans odeur. ou bien, si la décomposition est incomplète, dans quel état se trouvent-ils?

La terre dans laquelle ont eu lieu les précédentes inhumations ne reste-t-elle pas imprégnée d'émanations plus ou moins désagréables ou même dangereuses?

Pour répondre à ces deux questions, l'expérience nous manque. Autrefois, on ne s'occupait pas des questions d'hygiène publique, et les deux cimetières aujourd'hui en usage n'ont pas encore dix ans d'existence.

Que fait-on des restes des corps exhumés?

La réponse à cette question se trouve dans l'art. 23 de la loi.

Quel est le nombre approximatif annuel des morts pour lesquels sont réclamées des concessions perpétuelles?

130 à 140.

Les cercueils sont-ils placés directement dans le sol?

Oui.

Y a-t-il des tombeaux de famille communs, que l'on est obligé d'ouvrir chaque fois que l'on fait une nouvelle inhumation et, dans ce cas, prend-on des précautions spéciales pour mettre les personnes et le public à l'abri d'émanations dangereuses?

Oui, ou plutôt des caveaux ; mais, jusqu'ici, en cas de nouvelle inhumation, on n'a pas trouvé nécessaire de prendre des précautions spéciales.

Chaque corps est-il, au contraire, placé dans une cellule spéciale, préparée à l'avance et que l'on scelle après l'inhumation ?

Des cellules spéciales pour y placer les corps séparément n'existent pas.

S'il y a des concessions temporaires, de quelle durée sont-elles, et suivant quel mode les inhumations sont-elles pratiquées ?

Point de concessions temporaires, quoiqu'elles soient permises d'après l'art. 20 de la loi.

Les exhumations sont-elles permises et dans quelles conditions ?

Les exhumations peuvent avoir lieu avec permission spéciale du bourgmestre. (Voir art. 12 de la loi.)

Est-il employé obligatoirement dans les bières des matières absorbantes ou désinfectantes ?

Oui, mais seulement quand le médecin le juge nécessaire.

L'état actuel offre-t-il toute garantie et quels sont, dans le cas contraire, les desiderata *auxquels il faudrait répondre ?*

L'état actuel paraît satisfaisant.

ROTTERDAM

Indiquer le chiffre de la population.

123,677 habitants.

Moyenne annuelle des décès.

1 sur 30.

Existe-t-il un ou plusieurs cimetières ?

Un cimetière public et un pour les catholiques ; ce dernier sous la direction ecclésiastique.

(Les réponses qui suivent ont rapport au cimetière public, excepté celles qui résultent de la loi spéciale relative à cette matière.)

Superficie du cimetière.

39,056 mètres.

A quelle distance des maisons habitées ?

De 50 mètres, distance prescrite par la loi aux cimetières.

Quel est le délai avant l'inhumation ?

Au moins trente-six heures et au plus cinq jours.

Existe-t-il des chambres d'attente dites mortuaires pour les cas de mort apparente?

Il n'y a pas de chambre d'attente, seulement une cabane pour déposer temporairement les cadavres en cercueils entr'ouverts.

Quelle est la superficie réservée?

10,250 mètres, superficie réservée pour les sépultures de 1re, 2e et 3e classe.

La 4e classe consiste seulement en tombeaux loués, et la 5e classe en tombeaux pour les pauvres.

Au champ commun;

La superficie totale est de 12,903 mètres.

Aux concessions perpétuelles;

17 m. 44.

Aux concessions temporaires;

23,195 m. 56.

Aux chapelles, dépositoires, logements de gardiens, etc.

Il n'y a pas de chapelle.

Le dépositoire est de...	78 mètres.
La salle d'attente pour les fossoyeurs, de.........	6 —
Le bureau..................................	19 —
Le magasin d'outils........................	36 —
La Morgue.................................	13 —

Nature du sol du champ commun.

Sable des dunes.

Dimensions et profondeur des fosses, distances observées entre deux fosses consécutives.

Long de 2,15 mètres, profond de 3,10 mètres, et à distance au moins de 0,3 mètres.

Au bout de combien de temps pratique-t-on les exhumations pour procéder à de nouvelles inhumations?

Au bout de dix ans après la dernière inhumation.

Les corps sont-ils complètement décomposés et sans odeur, ou bien, si la décomposition est incomplète, dans quel état se trouvent-ils?

Ordinairement les cadavres sont alors décomposés, hormis les ossements. Les exhumations sont pratiquées autant que possible en hiver, puisque les corps ne sont pas tout à fait sans odeur.

La terre dans laquelle ont eu lieu les précédentes inhumations ne reste-t-elle pas imprégnée d'émanations plus ou moins désagréables, ou même dangereuses?

Des exhalaisons désagréables ont été observées; néanmoins, il n'est pas constaté qu'elles soient nuisibles ou dangereuses.

Que fait-on des restes des corps exhumés?

Les ossements sont mis en cercueils et enterrés de nouveau.

Quel est le nombre approximatif annuel des morts pour lesquels sont réclamées des concessions perpétuelles?

Depuis 40 ans qu'existe le cimetière public ou *Croosmyck*, de telles réclamations ne se sont présentées que trois fois.

Les cercueils sont-ils placés directement dans le sol?

Directement, excepté ceux qui sont placés dans les caveaux ou cellules.

Y a-t-il des tombeaux de famille communs, que l'on est obligé d'ouvrir chaque fois que l'on fait une nouvelle inhumation et, dans ce cas, prend-on des précautions spéciales pour mettre les personnes et le public à l'abri des émanations dangereuses?

Oui. Inutile de prendre, en ces cas, des précautions spéciales, qui ne sont pas jugées nécessaires pour la salubrité publique.

Chaque corps est-il, au contraire, placé dans une cellule spéciale, préparée à l'avance et que l'on scelle après l'inhumation?
Ces cellules sont-elles placées au-dessus ou au-dessous du sol?
Comment sont-elles disposées?

Il n'y a pas de cellules spéciales dans les tombeaux de famille. Les cercueils sont placés à côté et au-dessus l'un de l'autre dans les caveaux particuliers.

Quelle est la nature et l'épaisseur des maçonneries?

Briques dites « *Yssel ondersteen,* » d'une épaisseur de 0,45 mètres.

Ne se produit-il pas de dégagement de gaz ou de liquides à travers les maçonneries?

Les caveaux sont humides. Toutefois, il ne se produit aucun dégagement de gaz ou de liquides à travers les maçonneries.

S'il y a des concessions temporaires, de quelle durée sont-elles, et suivant quel mode les inhumations sont-elles pratiquées?

D'une durée de dix ans au moins, et les inhumations sont pratiquées en caveaux ou en sable des dunes.

Les exhumations sont-elles permises et dans quelles conditions?

Des exhumations peuvent être faites par ordre de justice.

Est-il employé obligatoirement dans les bières des matières absorbantes ou désinfectantes?

Des matières absorbantes ou désinfectantes ne sont pas employées obligatoirement dans les bières.

L'état actuel offre-t-il toute garantie et quels sont, dans le cas contraire, les desiderata *auxquels il faudrait répondre?*

L'état actuel semble suffisant et il offre assez de garanties; l'on n'a pas révélé des désirs de changements et d'améliorations à cet égard.

Fournir tout autre renseignement qui n'aurait pas été prévu dans ce questionnaire, et dont la pratique répondrait au but qu'on se propose : l'innocuité des cimetières à créer.

Ci-jointes la loi du 10 avril 1869 relative à l'enterrement de cadavres aux cimetières et aux droits d'inhumation (Déc. de l'Etat, nº 65), et l'ordonnance (ou règlement) communale concernant l'enterrement de cadavres au cimetière public. (Feuilles officielles de la commune, an 1869, nº 32.)

VIENNE

Indiquer le chiffre de la population.

632,000 habitants, d'après le dernier recensement de l'année 1871.

Moyenne annuelle des décès.

La moyenne annuelle des décès est de 22,000 à 23,000; il y en a eu 22,000 en 1871.

Existe-t-il un ou plusieurs cimetières?

Il existe à Vienne cinq cimetières municipaux, un protestant, un grec et un israélite.

Superficie du cimetière.

Des cinq cimetières municipaux, l'un a 11 arpents 1/2; l'autre, 12 arpents 13/16; le 3e, 3 arpents 11/16; le 4e, 8 arpents 15/16; le 5e, 9 arpents 10/16. Ensemble, 46 arpents 9/16. Le cimetière protestant a 8 arpents 1/2; le cimetière grec, 3/4 d'arpent; le cimetière israélite, 2 arpents 1/2.

A quelle distance des maisons habitées?

La distance des cimetières aux maisons les plus proches est très variable; elle va de 5 à 50 toises et plus.

Quel est le délai avant l'inhumation?

Régulièrement, nulle inhumation ne devrait être faite avant quarante-huit heures; cependant, sur l'avis du médecin inspecteur, il peut en être fait plus tôt, mais, en aucun cas, moins de vingt-quatre heures après le décès.

Existe-t-il des chambres d'attente dites mortuaires pour les cas de mort apparente?

Les chambres d'attente ne sont pas dans les cimetières, mais dans des quartiers isolés; elles ont des gardiens spéciaux.

Quelle est la superficie réservée?

L'espace réservé au champ commun représente tout au plus un tiers de la superficie du cimetière; les deux autres tiers sont attribués aux sépultures particulières et aux caveaux qui sont concessionnés pour tout le temps que le monument funèbre est en état de conservation.

Nature du sol du champ commun.

Le sol est en partie un terrain d'alluvion sablonneux, en partie de gravier mêlé de sable.

Dimensions et profondeur des fosses, distances observées entre deux fosses consécutives.

Les fosses ont 6 à 8 pieds de profondeur, 7 de longueur et 6 de largeur; un espace de 2 pieds est toujours laissé entre deux fosses.

Au bout de combien de temps pratique-t-on les exhumations pour procéder à de nouvelles inhumations?

Les exhumations en vue de nouvelles inhumations ne doivent jamais avoir lieu avant dix ans; mais, généralement, elles n'ont lieu qu'au bout de onze à douze ans.

Les corps sont-ils complètement décomposés et sans odeur, ou bien, si la décomposition est incomplète, dans quel état se trouvent-ils?

Excepté dans quelques cas où les corps, déposés dans un terrain élevé, sont changés en une masse qui ressemble à de la cire, les os seuls se retrouvent au bout du temps indiqué ci-dessus; ils sont sans odeur, de même que les masses semblables à de la cire.

La terre dans laquelle ont eu lieu les précédentes inhumations ne reste-t-elle pas imprégnée d'émanations plus ou moins désagréables, ou même dangereuses?

Les exhumations répétées, opérées dans le champ commun, communiquent assurément une mauvaise odeur à la terre, principalement dans les parties basses, et jamais lors des premières exhumations; il ne se produit jamais d'émanations dangereuses dans les parties hautes et aérées des cimetières.

Que fait-on des restes des corps exhumés?

Ils sont replacés dans la même fosse d'où ils avaient été tirés.

Quel est le nombre approximatif annuel des morts pour lesquels sont demandées des concessions perpétuelles?

Le nombre des autorisations données chaque année pour des tombeaux particuliers est d'environ 2,300, ce qui ne suppose pas un égal nombre de tombeaux, attendu que chaque tombeau peut recevoir trois corps, de même que chaque caveau.

Les cercueils sont-ils placés directement dans le sol?

Les cercueils, dans les fosses particulières, sont placés directement dans le sol; dans les caveaux dont le sol et les parois sont en maçonnerie et dont l'ouverture supérieure est recouverte de pierres, les cercueils sont placés les uns à côté des autres ou les uns sur les autres, sans que de la terre les recouvre.

Y a-t-il des tombeaux de famille communs, que l'on est obligé d'ouvrir chaque fois que l'on fait une nouvelle inhumation et, dans ce cas, prend-on des précautions spéciales pour mettre les personnes et le public à l'abri des émanations dangereuses?

Les fosses particulières, c'est-à-dire non entourées de maçonnerie, sont ouvertes chaque fois qu'un nouveau corps (on peut en mettre trois) y est déposé; mais on prend la précaution de toujours laisser un pied de terre au-dessus du dernier cercueil. Lorsqu'une nouvelle inhumation doit avoir lieu, les fosses, de même que les caveaux, sont ouvertes et restent ouvertes huit à dix heures auparavant.

Chaque corps est-il, au contraire, placé dans une cellule spéciale, préparée à l'avance et que l'on scelle après l'inhumation?

Nous n'avons pas, jusqu'ici, de cellules pour un seul corps; pour les fosses maçonnées, ou caveaux, la pierre qui les recouvre est scellée après l'inhumation. Toutes les autres fosses sont remplies de terre, et celle-ci doit former un monticule d'au moins 2 pieds au-dessus du bord de la fosse.

Ces cellules sont-elles placées au-dessus ou au-dessous du sol?

Toutes les tombes sont placées au-dessous du sol; les fosses particulières ont 6 pieds de profondeur, 2 pieds 1/2 de largeur et 7 pieds de longueur; les caveaux ont la même profondeur, mais ils sont larges de 6 pieds et longs de 9 pieds.

Comment sont-elles disposées?

Les caveaux, de même que les fosses particulières, ont leur place déterminée dans le cimetière; les premiers sont pour la plupart établis autour du cimetière?

Quelle est la nature et l'épaisseur des maçonneries?

Les maçonneries des caveaux ont 6 pieds d'épaisseur; elles sont faites grossièrement et sans mortier.

Sait-on combien de temps dure, dans ces cellules, la décomposition ou la dessiccation des corps?

La décomposition est aussi rapide dans les caveaux que dans les fosses.

Ne se produit-il pas de dégagement de gaz ou de liquides à travers les maçonneries?

Des dégagements de gaz se produisent à travers les murs, peu épais d'ailleurs ; de même, quelques liquides suintent à travers les maçonneries.

S'il y a des concessions temporaires, de quelle durée sont-elles, et suivant quel mode les inhumations sont-elles pratiquées?

Les explications données plus haut répondent à cette question.

Les exhumations sont-elles permises et dans quelles conditions?

Les exhumations ne sont permises qu'à l'époque où les fosses doivent servir à de nouvelles inhumations. Dans les fosses dites particulières, l'exhumation a lieu sans difficulté, mais seulement sur l'autorisation du magistrat (préfet), et sous la surveillance d'un médecin nommé à cet effet, lequel est toujours consulté.

Est-il employé obligatoirement dans les bières des matières absorbantes ou désinfectantes?

Non.

L'état actuel offre-t-il toute garantie et quels sont, dans le cas contraire, les desiderata *auxquels il faudrait répondre?*

L'état actuel laisse beaucoup à désirer. Non-seulement nos cimetières sont établis pour la plupart dans le voisinage des villes et dans un terrain très perméable, ce qui rend les infiltrations de liquides en décomposition très dangereuses pour les puits des maisons des bas quartiers, mais encore un trop grand nombre de corps (souvent 28 ou 30), sont placés dans les fosses, dites à compartiments, de champ commun ; il en résulte que la terre qui entoure les cercueils n'est pas en quantité suffisante pour absorber les produits de la décomposition, et que ceux-ci se répandent de toute part (ce qui est nuisible) jusqu'à une assez grande distance.

Fournir tout autre renseignement qui n'aurait pas été prévu dans ce questionnaire, et dont la pratique répondrait au but qu'on se propose : l'innocuité des cimetières à créer.

En outre, aucun de nos cimetières n'a de l'eau en quantité suffisante. Aussi, la commune vient-elle d'acheter, sur la route de Hongrie, un terrain de 350 arpents, dont le sol, d'alluvion sablonneuse, ne contient pas d'eau jusqu'à une profondeur de 10 à 12 pieds ; l'eau, située plus bas, s'écoule vers des espaces complètement inhabités et vers le Danube, loin de toute habitation. Dans ce nouveau cimetière, qui s'ouvrira en 1873, il n'y aura plus de fosses dites à compartiments. Les corps seront enterrés les uns à côté des autres, à la distance de 1 pied et à une profondeur de 6 pieds. Les autres sortes de tombeaux seront conservées; seulement, les concessions pour les fosses particulières non maçonnées ne seront plus perpétuelles, mais elles pourront être renouvelées au bout d'un certain nombre d'années, peut-être de dix, en payant une nouvelle taxe. Voici les taxes actuellement en usage : Pour les fosses murées, avec les dimensions indiquées ci-dessus, 79 fl. 27 kr.; pour celles qui ont le double de largeur, 153 fl. 30 kr.; pour les tombes spéciales, non murées, 32 fl. 65 kr.; pour chacune des deux inhumations encore permises, 24 fl. 78 kr., y compris le droit du fossoyeur, qui est de 1 fl. 5 kr. pour chaque corps. La taxe pour l'inhumation est de 52 kr. 1/2; elle est attribuée au fossoyeur, dont elle constitue l'unique traitement; il est, en outre, payé largement par les familles pour entretenir les tombeaux, les orner de fleurs, arroser celles-ci, etc.

Le fossoyeur, du reste, est tenu de faire tous les travaux qui se rapportent à l'établissement des tombes et à l'inhumation des corps, et il ne perçoit rien pour les inhumations des pauvres. La surveillance des cimetières est exercée par le conseil de santé de la ville, sous la haute direction de l'administration.

GRATZ

Indiquer le chiffre de la population.

81,119 habitants.

Moyenne annuelle des décès.

3,000 en moyenne.

Existe-t-il un ou plusieurs cimetières?

Quatre catholiques, un protestant, un israélite.

Superficie du cimetière.

Les cimetières ont ensemble une superficie de 25 arpents.

A quelle distance des maisons habitées?

Ils sont entourés d'habitations.

Quel est le délai avant l'inhumation?

Quarante-huit heures, à moins d'exceptions toutes spéciales.

Existe-t-il des chambres d'attente dites mortuaires pour les cas de mort apparente?

Il y a une simple chambre d'attente dans chaque cimetière.

Quelle est la superficie réservée au champ commun;

Si la nécessité s'en fait sentir, un nouveau morceau de terrain pourra être acheté.

Aux concessions perpétuelles ;

Les tombeaux particuliers sont achetés par les familles et leur restent tant qu'ils sont entretenus en bon état. Ils sont de différentes grandeurs.

Aux chapelles, dépositoires, logements de gardiens, etc.

Le fossoyeur a un logement dans chaque cimetière.

Dimensions et profondeur des fosses, distances observées entre deux fosses consécutives.

Chaque fosse a 4 pieds de largeur et 6 pieds de longueur, ce qui laisse entre les fosses un intervalle d'un pied et demi.

Au bout de combien de temps pratique-t-on les exhumations pour procéder à de nouvelles inhumations ?

Pas avant dix ans.

Les corps sont-ils complètement décomposés et sans odeur, ou bien, si la décomposition est incomplete, dans quel état se trouvent-ils ?

Généralement, on ne trouve plus que quelques os, qui sont replacés dans la fosse.

La terre dans laquelle ont eu lieu les précédentes inhumations ne reste-t-elle pas imprégnée d'émanations plus ou moins désagréables, ou même dangereuses ?

Il ne se produit aucune émanation nuisible.

Quel est le nombre approximatif annuel des morts pour lesquels sont réclamées des concessions perpétuelles ?

Le nombre est tout à fait variable.

Les cercueils sont-ils placés directement dans le sol ?

Oui.

Y a-t-il des tombeaux de famille communs, que l'on est obligé d'ouvrir chaque fois que l'on fait une nouvelle inhumation et dans ce cas, prend-t-on des précautions spéciales pour mettre les personnes et le public à l'abri des émanations dangereuses ?

Les tombeaux de famille ont 7 à 8 pieds de profondeur ; ils sont murés avec de bonnes pierres de taille et fermés par une pierre ou une plaque de fonte, qui est scellée de nouveau après que le caveau a été ouvert. La largeur des caveaux varie selon le désir des familles et le nombre de leurs membres.

Sait-on combien de temps dure, dans ces cellules, la décomposition ou la dessiccation des corps ?

Le temps de la dessiccation dépend de l'âge du défunt, de sa maladie, de la nature du cercueil.

Ne se produit-il pas de dégagement de gaz ou de liquides à travers les maçonneries ?

Il n'en résulte aucun inconvénient.

S'il y a des concessions temporaires, de quelle durée sont-elles, et suivant quel mode les inhumations sont-elles pratiquées ?

Les tombeaux particuliers sont concédés pour 10 ans. Il n'est pas permis de mettre plus d'un cercueil dans une même fosse.

Les exhumations sont-elles permises et dans quelles conditions ?

Les exhumations ont lieu de grand matin et en présence d'un membre du conseil de santé.

Est-il employé obligatoirement dans les bières des matières absorbantes ou désinfectantes ?

Non.

L'état actuel offre-t-il toute garantie et quels sont dans le cas contraire les desiderata *auxquels il faudrait répondre ?*

Les améliorations à introduire seraient :

L'éloignement des cimetières, qui sont trop près de la ville ; la destruction des corps par le feu ou par la chaux, etc. Mais tout cela n'est pas exécutable pour le moment.

PRAGUE

Indiquer le chiffre de la population.

La population de la ville de Prague proprement dite est de 155,713 habitants ; mais il faut y ajouter celle des deux faubourgs de Carolinenthal et de Smichov, ainsi que celle de la commune de Veenberge, dont les inhumations se font dans les cimetières de Prague. Carolinenthal compte 14,000 âmes, Smichov 16,000 et Veenberge 8,000. Le tout donne un total de 198,000 âmes.

Moyenne annuelle des décès.

La moyenne des sept dernières années a été de 6,736 décès pour Prague seulement, sans compter les faubourgs.

Existe-t-il un ou plusieurs cimetières ?

Il existe deux cimetières pour les catholiques : l'un, le cimetière de Volschan, sur la rive droite de la Moldau, à environ trois quarts d'heure de la ville, est divisé en cinq sections d'inégales grandeurs, dont la plus ancienne est abandonnée. L'autre, le cimetière de Koschir, est situé sur la rive gauche de la Moldau, à une demi-heure de la ville. A environ dix minutes du premier, et comme lui sur une hauteur, se trouve le cimetière israélite. A l'extrémité du faubourg de Carolinenthal se trouve le cimetière des militaires, et, tout à côté, le cimetière évangélique pour les protestants. Enfin, sur la rive gauche de la rivière, dans l'enceinte des murs et des fossés de la ville, est un second cimetière militaire, mais sans aucune importance et presque entièrement abandonné.

Superficie du cimetière.

Les cinq sections du premier cimetière ont ensemble une superficie de 16 arpents 19; le second a 3 arpents 865; le cimetière militaire, 1 arpent 843, y compris le cimetière protestant qui y est attenant; le cimetière israélite a 4 arpents 1,399; enfin, le cimetière militaire situé dans l'enceinte des murailles n'est plus employé que dans des cas fort rares. Tous ces cimetières réunis forment une superficie de 25 arpents 1,519.

A quelle distance des maisons habitées?

Indépendamment du second cimetière militaire, situé sur les glacis, tous nos cimetières sont proches des maisons habitées, bien que toujours à une distance de 20 à 40 toises.

Quel est le délai avant l'inhumation?

L'inhumation doit avoir lieu le troisième jour.

Existe-t-il des chambres d'attente dites mortuaires pour les cas de mort apparente?

Presque toutes les églises paroissiales de Prague ont dans leur voisinage une de ces chambres dites mortuaires, dans lesquelles les corps sont conservés jusqu'au moment de l'inhumation. Il va de soi que les hôpitaux en possèdent tous une; les israélites en ont une également dans l'intérieur de la ville.

Quelle est la superficie réservée ?

Il serait difficile de répondre exactement aux questions de superficie. Quant aux chapelles, dépositoires, logements de gardiens, etc., comme ils existent déjà et comme il n'est pas question de les augmenter, une plus grande superficie ne leur est pas nécessaire. Les logements des gardiens et des fossoyeurs sont dans les cimetières même; au cimetières de Volschan, ils sont établis dans la première section, où il ne se fait plus d'inhumations depuis assez longtemps.

Nature du sol du champ commun.

Il n'existe actuellement de fosses communes qu'au cimetière de Volschan, et dans la cinquième section, la plus éloignée des maisons habitées. Depuis quelque temps, les corps sont mis aussi dans des cercueils pour être enterrés dans ces fosses. D'après une décision du conseil de la ville, il ne sera pas mis à l'avenir plus de 15 corps dans la même fosse. Au cimetière de Volschan et au cimetière israélite, le sous-sol est un terrain siliceux argileux et schisteux; au cimetière de Koschir et à ceux de Carolinenthal, le sous-sol est le même, et la couche supérieure est d'une terre alluvienne argileuse et sablonneuse.

Dimensions et profondeur des fosses, distances observées entre deux fosses consécutives.

Nous avons les fosses ordinaires et les fosses murées. Les premières ont 7 pieds de longueur et 2 1/2 de large; les secondes ont 8 pieds de longueur et 4 de largeur; la profondeur est de 6 pieds. Les fosses ont entre elles une distance de trois quarts de pied à un pied.

Au bout de combien de temps pratique-t-on les exhumations pour procéder à de nouvelles inhumations?

Au bout de 7 ans pour les adultes et de 5 ans pour les enfants.

Les corps sont-ils complètement décomposés et sans odeur, ou bien si la décomposition est incomplète, dans quel état se trouvent-ils?

Après le délai ci-dessus indiqué, les corps sont complètement décomposés et il n'en reste plus que les os.

La terre dans laquelle ont eu lieu les précédentes inhumations ne reste-t-elle pas imprégnée d'émanations plus ou moins désagréables, ou même dangereuses?

Non, il ne se produit aucune émanation de ce genre. Les fosses d'où les corps ont été enlevés servent à de nouvelles inhumations, à mesure que les besoins se produisent pour les fosses communes ou les fosses spéciales non achetées, et, pour les fosses achetées, seulement pour les membres de la famille ou, exceptionnellement, pour des alliés et des amis.

Que fait-on des restes des corps exhumés?

Ils sont replacés dans la même fosse, au-dessus des nouveaux cercueils.

Quel est le nombre approximatif annuel des morts pour lesquels sont réclamées des concessions perpétuelles?

Le nombre varie d'année en année. Pour l'année 1871-1872, les demandes ont été d'environ 90.

Les cercueils sont-ils placés directement dans le sol?

Oui, et horizontalement.

Y a-t-il des tombeaux de famille communs, que l'on est obligé d'ouvrir chaque fois que l'on fait une nouvelle inhumation et, dans ce cas, prend-on des précautions spéciales pour mettre les personnes et le public à l'abri des émanations dangereuses?

Il existe des tombeaux de famille, c'est-à-dire des caveaux surmontés d'une construction; ils ne sont établis que contre le mur d'enceinte et sur l'autorisation du conseil de la ville. Il y a, cependant, par exception, des tombeaux de famille dans l'intérieur du cimetière, mais sans construction au-dessus. Ils ont tout au plus une croix ou monument et sont recouverts de dalles. Lorsqu'une nouvelle inhumation doit avoir lieu, ces tombeaux sont ouverts au point du jour, et sans que le public y soit admis, tandis que l'inhumation a lieu dans l'après-midi. Le public n'étant pas admis à l'ouverture des fosses, il est naturellement à l'abri des émanations, dans le cas où il s'en produirait.

Chaque corps est-il, au contraire, placé dans une cellule spéciale, préparée à l'avance et que l'on scelle après l'inhumation?

En règle générale, il n'existe pas de caveaux pourvus de cellules spéciales; toutefois, on en a établi quelques-unes dans ces dernières années. Ces cellules sont bien fermées, mais non scellées.

Ces cellules sont-elles placées au-dessus ou au-dessous du sol?

Comment sont-elles disposées?

Les tombeaux de famille ont ordinairement une vaste fosse murée et couverte d'une pierre; c'est là que sont placés les cercueils. Il n'existe de cellules au-dessus du sol que dans quelques tombeaux surmontés d'une construction et dont le nombre, comme nous le disions tout à l'heure, est très peu considérable. Ces cellules sont pratiquées dans l'intérieur de la construction supérieure et disposées pour recevoir chacune un corps.

Quelle est la nature et l'épaisseur des maçonneries?

Les tombeaux de famille surmontés d'un construction sont construits en briques bien cuites. Les constructions ont la forme de petites chapelles, quelques-unes ont même des autels. Les murs sont de l'épaisseur d'une brique.

Sait-on combien de temps dure, dans ces cellules, la décomposition ou la dessiccation des corps?

On l'ignore. Cependant, ce temps est plus long que pour les corps déposés dans des fosses ordinaires.

Ne se produit-il pas de dégagement de gaz ou de liquides à travers les maçonneries?

Dans les tombeaux surmontés d'une construction, il est établi un système de ventilation qui permet au gaz de s'échapper. Il ne se produit jamais d'infiltrations de liquides à travers les maçonneries.

S'il y a des concessions temporaires, de quelle durée sont-elles, et suivant quel mode les inhumations sont-elles pratiquées?

La concession embrasse un espace de 7 années à dater du jour de l'inhumation. Au bout de ce temps, la fosse peut-être employée de nouveau, si la nécessité l'exige, et pour le même temps. Cependant, sur la demande des concessionnaires ou de leurs représentants, on accorde l'autorisation de laisser les corps 7 années de plus dans la fosse, moyennant une taxe de 10 fl. 50 kr. — Les inhumations se font dans l'après-midi, en observant les rites du culte. Les corps destinés aux fosses communes sont seuls inhumés dans la matinée. Ils sont amenés des chambres mortuaires au cimetière dans des chars funèbres. Chaque corps est mis dans un cercueil de bois. Il existe ici une société qui fournit ces cercueils aux pauvres dont les familles ne pourraient en faire l'achat. Il y a des chars pour les adultes et d'autres pour les enfants. Les premiers se divisent en trois classes : le char de 1re classe est une voiture de gala ouverte ; ceux de la 2e et de la 3e classe sont des voitures fermées. Dans les chars d'enfants, employés pour les enfants de moins de huit ans, l'espace réservé au cercueil se trouve derrière le siége du cocher, et dans le fond se trouvent deux places pour les personnes qui accompagnent le corps. Les chevaux attelés aux chars sont fournis par la ville. Les militaires, les israélites et le faubourg de Carolinenthal ont des chars qui leur sont propres.

Les exhumations sont-elles permises et dans quelles conditions ?

Les exhumations sont permises, soit pour transporter les corps d'une fosse ordinaire ou seulement temporaire dans un tombeau de famille, soit pour les transporter dans un autre cimetière. Les autorisations d'exhumations sont données par la police, et à la condition que les précautions hygiéniques prescrites soient observées. Les exhumations ont lieu de bon matin, en présence d'une commission spéciale composée de délégués de la municipalité, du clergé, de la police, du médecin du quartier et de l'ecclésiastique attaché au cimetière. En dehors de ces personnes, nul n'est admis à assister aux exhumations. Lorsque celles-ci sont terminées, les fosses sont immédiatement fermées.

Est-il employé obligatoirement dans les bières des matières absorbantes ou désinfectantes ?

Non; quelquefois, cependant, les corps sont enfermés dans de doubles cercueils. Les cercueils de métal commencent aussi à être employés.

L'état actuel offre-t-il toute garantie et quels sont, dans le cas contraire, les desiderata *auxquels il faudrait répondre ?*

L'expérience a prouvé que le mode employé jusqu'ici offrait toutes les garanties désirables, par rapport à la santé publique. Il a été décidé récemment qu'il ne serait pas déposé à l'avenir plus de quinze cercueils dans les fosses communes. Les cercueils descendus dans ces fosses sont couverts de chaux. Les fosses n'existent que dans un cimetière et dans la partie la plus éloignée de la ville et des maisons habitées. Fosses et caveaux sont fermés immédiatement après chaque inhumation.

Fournir tout autre renseignement qui n'aurait pas été prévu dans ce questionnaire, et dont la pratique répondrait au but qu'on se propose : l'innocuité des cimetières à créer.

Nous remarquerons qu'il nous semble très désirable que les cimetières aient des constructions comme cela se voit ici. Pour les villes populeuses, il est bon d'établir le cimetière à une certaine distance, et autant que possible de renoncer à l'usage d'inhumer plusieurs corps dans une fosse commune.

LEMBERG (1)

Indiquer le chiffre de la population.

87,109 habitants, parmi lesquels 60,415 catholiques et 26,494 juifs, sans compter l'armée.

Moyenne annuelle des décès.

Dans les trois dernières années, 3,022.

Existe-t-il un ou plusieurs cimetières ?

Il y a trois cimetières pour les catholiques et un pour les juifs.

Superficie du cimetière.

Le premier cimetière, le plus remarquable, a 78,707 m. 907 ; le deuxième, 37,291 m. 047 ; le troisième, 25,899 m. 000 ; celui des juifs, 41,967 m. 147. Dans les deuxième et troisième cimetières sont ensevelis seulement les habitants des faubourgs voisins, habités principalement par les pauvres.

A quelle distance des maisons habitées ?

94 m. 824,200.

Quel est le délai avant l'inhumation ?

48 heures.

Existe-t-il des chambres d'attente dites mortuaires pour les cas de mort apparente ?

Outre celles qui sont dans chaque hôpital, il y en a une dans chaque cimetière.

Quelle est la superficie réservée ?

La superficie est tellement étendue qu'aucune partie n'est réservée.

(1) Cette réponse nous étant parvenue trop tard n'a pu être signalée dans le rapport.

Nature du sol du champ commun.

Différente dans chaque cimetière, le plus souvent le sable, puis l'argile, le sol pierreux et la terre noire.

Dimensions et profondeur des fosses; distances observées entre deux fosses consécutives.

1 m. 896,489 de profondeur, 0 m. 632,162 de largeur et la même distance entre les fosses ; la longueur suivant l'âge du mort.

Au bout de combien de temps pratique-t-on les exhumations pour procéder à de nouvelles inhumations?

Dans 14 années.

Les corps sont-ils complètement décomposés et sans odeur, ou bien, si la décomposition est incomplète, dans quel état se trouvent-ils?

Après 14 ans on exhume seulement les os pourris, sans sentir des émanations désagréables ou dangereuses.

Que fait-on des restes des corps exhumés?

On les ensevelit dans la même fosse, mais une couche de terre plus bas.

Quel est le nombre approximatif annuel des morts pour lesquels sont réclamées des concessions perpétuelles?

25 l'année dernière, sans compter les monuments en pierre.

Les cercueils sont-ils placés directement dans le sol?

Directement.

Y a-t-il des tombeaux de famille communs, que l'on est obligé d'ouvrir chaque fois que l'on fait une nouvelle inhumation et dans ce cas, prend-on des précautions spéciales pour mettre les personnes et le public à l'abri des émanations dangereuses?

Il y en a. On les ouvre pour les membres de la famille qui meurent, on les aère pendant longtemps et on les désinfecte par l'acide carbonique.

Chaque corps est-il, au contraire, placé dans une cellule spéciale, préparée à l'avance et que l'on scelle après l'inhumation?

Il n'y a pas de tombeaux spéciaux, mais des tombeaux de famille communs.

Quelle est la nature et l'épaisseur des maçonneries?

Les tombeaux sont bâtis en grès; quant à l'épaisseur des murs, il n'y a pas d'ordonnance obligatoire; la famille elle-même les fait élever de la façon la plus durable.

Sait-on combien de temps dure, dans ces cellules, la décomposition ou la dessiccation des corps?

On ne fait pas attention à cela, car, dans les derniers temps, on n'ouvrait pas les cercueils pour ne pas exposer aux dangers les aides du fossoyeur.

Ne se produit-il pas de dégagement de gaz ou de liquides à travers les maçonneries?

Non.

S'il y a des concessions temporaires, de quelle durée sont-elles, et suivant quel mode les inhumations sont-elles pratiquées?

Il n'y a pas de concessions temporaires, et chaque tombeau ou monument ne dure qu'aussi longtemps que la famille l'entretient en bon état; aussitôt qu'il tombe en ruine, on l'inscrit sur la liste qui se trouve chez le fossoyeur et on le publie dans les gazettes, et s'il n'est pas réparé, on le démolit.

Les exhumations sont-elles permises et dans quelles conditions?

Seulement par exception, lorsque la famille possède un tombeau dans un autre cimetière et qu'elle désire y faire transporter le corps.

Est-il employé obligatoirement dans les bières des matières absorbantes ou désinfectantes?

Non.

L'état actuel offre-t-il toute garantie et quels sont, dans le cas contraire, les desiderata *auxquels il faudrait répondre.*

Des changements ne paraissent pas nécessaires.

BERLIN

Indiquer le chiffre de la population.

Environ 900,000 âmes.

Moyenne annuelle des décès.

26,000 environ.

Existe-t-il un ou plusieurs cimetières?

Il en existe trente-six, attribués chacun à une église, ou paroisse, dont ils sont la propriété.

A quelle distance des maisons habitées?

Les cimetières nouvellement établis sont situés à un kilomètre et plus de la ville; mais l'autorisation de construire dans le voisinage de ces cimetières ne peut pas être refusée.

Quel est le délai avant l'inhumation?

Trois fois vingt-quatre heures après le décès.

Existe-t-il des chambres d'attente dites mortuaires pour les cas de mort apparente?

Oui, la plupart des cimetières en sont pourvus.

Quelle est la superficie réservée au champ commun?

Dans un cimetière de 3 hectares, environ la moitié.

Aux concessions perpétuelles;

Le vingtième de l'espace.

Aux concessions temporaires;

Trois dizièmes en laissant choisir les places, et un dizième dans l'enceinte réservée autour de l'église.

Aux chapelles, dépositoires, logements de gardiens, etc.

Environ un vingtième de l'espace.

Nature du sol du champ commun.

La nature du sol est variable. Le sol est surtout sablonneux et graveleux, mais aussi argileux.

Dimensions et profondeur des fosses, distances observées entre deux fosses consécutives.

Pour les adultes, les fosses ont 2 mètres 20 de longueur, 1 mètre 10 de largeur, 1 mètre 88 de profondeur. Pour les enfants, 1 mètre 52 de longueur, 0 mètre 63 de largeur, 0 mètre 94 de profondeur. Les corps sont disposés en longues rangées, cercueil contre cercueil.

Au bout de combien de temps pratique-t-on les exhumations pour procéder à de nouvelles inhumations?

Le délai légal est de 30 ans pour les adultes et 20 ans pour les enfants; cependant, on laisse généralement s'écouler un temps plus considérable avant de faire de nouvelles inhumations aux mêmes places.

Les corps sont-ils complètement décomposés et sans odeur, ou bien, si la décomposition est incomplète, dans quel état se trouvent-ils?

Au bout de ce temps, les corps sont entièrement décomposés et sans aucune odeur.

La terre dans laquelle ont eu lieu les précédentes inhumations ne reste-t-elle pas imprégnée d'émanations plus ou moins désagréables, ou même dangereuses?

Non.

Que fait-on des restes des corps exhumés?

Les ossements retrouvés sont enterrés de nouveau, à la même place, mais plus profondément, et recouverts de terre.

Quel est le nombre approximatif annuel des morts pour lesquels sont réclamées des concessions perpétuelles?

Il n'y a pas ici de concessions perpétuelles, mais seulement des tombeaux de famille concédés à de certaines conditions Ils sont établis le long du mur du cimetière, sur une étendue de 7 à 28 mètres carrés. Il en est réclamé annuellement de deux à quatre par cimetière.

Les cercueils sont-ils placés directement dans le sol?

Oui.

Y a-t-il des tombeaux de famille communs, que l'on est obligé d'ouvrir chaque fois que l'on fait une nouvelle inhumation et dans ce cas, prend-on des précautions spéciales pour mettre les personnes et le public à l'abri des émanations dangereuses?

S'il existe un caveau, les cercueils doivent être garnis ou recouverts de zinc, et hermétiquement fermés, ou bien l'inhumation doit être faite dans un cercueil de métal.

Chaque corps est-il, au contraire, placé dans une cellule spéciale, préparée à l'avance et que l'on scelle après l'inhumation?

Il n'y a que très rarement des cellules réservées à un seul corps.

Ces cellules sont-elles placées au-dessus ou au-dessous du sol?

Au-dessous.

Comment sont-elles disposées?

Les cellules ont ordinairement 2 mètres 20 de longueur, 0,94 c. de largeur, 1 mètre 26 à 1 mètre 57 de hauteur. Après l'inhumation, l'ouverture est murée.

Quelle est la nature et l'épaisseur des maçonneries?

Les maçonneries sont faites en pierres de taille et en pierres calcaires, jointes par du mortier et du ciment.

Sait-on combien de temps dure, dans ces cellules, la décomposition ou la dessiccation des corps?

Non.

Ne se produit-il pas de dégagement de gaz ou de liquides à travers les maçonneries?

Non.

S'il y a des concessions temporaires, de quelle durée sont-elles, et suivant quel mode les inhumations sont-elles pratiquées?

Le délai est de 30 ans pour les grandes personnes et de 20 ans pour les enfants. Après que les corps ont été descendus dans la fosse, celle-ci est remplie de terre.

Les exhumations sont-elles permises et dans quelles conditions ?

Les exhumations ne sont permises que sur l'approbation de la police sanitaire, et à une époque où le cimetière est fermé aux visites du public.

Est-il employé obligatoirement dans les bières des matières absorbantes ou désinfectantes ?

Non.

BRESLAU

Indiquer le chiffre de la population.

208,025, d'après le dénombrement du 3 décembre 1871.

Moyenne annuelle des décès.

6,600 en temps ordinaire, et quand il ne règne pas d'épidémies.

Existe-t-il un ou plusieurs cimetières ?

28 ouverts, c'est-à-dire encore employés, et 13 fermés.

Superficie du cimetière.

La superficie est très variée. Jusqu'ici, chaque église possédait pour ses paroissiens un cimetière spécial, d'environ 250 ares en moyenne. Depuis quelques années, nous avons établi, pour tous les habitants de la ville, deux cimetières communaux, situés sur deux points différents, dans lesquels un espace limité, de 125 à 250 ares, est assigné à chaque paroisse. Un de ces cimetières communaux a une superficie de 25 hectares.

A quelle distance des maisons habitées ?

De mille à deux mille mètres. Quelques bâtiments isolés sont cependant moins éloignés.

Quel est le délai avant l'inhumation ?

Les inhumations ont lieu au plus tôt après soixante-douze heures ; exceptionnellement, sur une permission de la police, lorsque des signes de décomposition constatés par le médecin se produisent déjà, elles peuvent avoir lieu plus tôt.

Existe-t-il des chambres d'attente dites mortuaires pour les cas de mort apparente ?

Des chambres d'attente existent déjà dans quelques cimetières ; on s'occupe d'en établir dans les autres.

Quelle est la supeficie réservée au champ commun ?

Cette distinction n'existe pas dans nos cimetières. Les inhumations sont faites suivant l'ordre dans lequel elles se présentent. Il n'y a que lorsqu'il s'agit de sépultures de famille que l'acheteur a le droit d'en choisir la place dans le cimetière entier. D'ordinaire, il la choisit le long du mur d'enceinte.

Aux concessions perpétuelles et aux concessions temporaires ;

Il n'existe pas ici de concessions à époque déterminée. Toutes les places concédées peuvent, lorsqu'elles sont complètement occupées, être fermées et employées de nouveau.

Aux chapelles, dépositoires, logements de gardiens, etc.

La grandeur des chapelles, logements de gardiens, etc., n'a rien de fixé : 600 mètres environ.

Nature du sol du champ commun.

Pour les nouveaux cimetières, on a cherché une position élevée et un sol sablonneux ; dans les anciens, le sol sablonneux domine, mais on y trouve aussi du gravier et de l'argile.

Dimensions et profondeur des fosses, distances observées entre deux fosses consécutives.

2 mètres 20 de longueur, 1 mètre de largeur. Le cercueil doit être assez enfoncé dans la terre pour qu'il y ait une distance de 1 mètre 26 du couvercle à la surface du sol. Il doit exister entre les tombes, en longueur et en largeur, un espace d'au moins 30 centimètres.

Au bout de combien de temps pratique-t-on les exhumations pour procéder à de nouvelles inhumations ?

Au bout de 20 ans au moins.

Les corps sont-ils complètement décomposés et sans odeur, ou bien, si la décomposition est incomplète, dans quel état se trouvent-ils ?

Les progrès de la décomposition dépendent de la nature des corps, de la manière dont ils sont inhumés, du bois du cercueil et du sol. D'ordinaire, on ne trouve plus, au bout de vingt ans, que quelques restes d'os et de bois, sans aucune odeur.

La terre dans laquelle ont eu lieu les précédentes inhumations ne reste-t-elle pas imprégnée d'émanations plus ou moins désagréables, ou même dangereuses ?

On ne l'a pas remarqué.

Que fait-on des restes des corps exhumés ?

Les corps exhumés sont replacés en terre consacrée, quelquefois dans la fosse même où on les a trouvés, ou dans une fosse particulière, soit dans le même cimetière, soit dans un autre.

Quel est le nombre approximatif annuel des morts pour lesquels sont réclamées des concessions perpétuelles ?

Environ 50.

Les cercueils sont-ils placés directement dans le sol?

Il y a des caveaux construits en briques et fermés aussi hermétiquement que possible. Les cercueils sont descendus dans ces caveaux.

Y a-t-il des tombeaux de famille communs, que l'on est obligé d'ouvrir chaque fois que l'on fait une nouvelle inhumation et dans ce cas, prend-on des précautions spéciales pour mettre les personnes et le public à l'abri des émanations dangereuses?

Oui. La fermeture est enlevée avec soin, et le caveau est de nouveau blanchi à la chaux et désinfecté.

Chaque corps est-il, au contraire, placé dans une cellule spéciale, préparée à l'avance et que l'on scelle après l'inhumation?

Cette disposition n'existe pas ici.

Sait-on combien de temps dure, dans ces cellules, la décomposition ou la dessiccation des corps?

Il n'a pas été fait à cet égard d'expériences suffisantes, la piété s'opposant, en général, à l'ouverture des cercueils.

Ne se produit-il pas de dégagement de gaz ou de liquides à travers les maçonneries?

Rien de pareil n'a été observé ici.

S'il y a des concessions temporaires, de quelle durée sont-elles, et suivant quel mode les inhumations sont-elles pratiquées?

Ainsi qu'on l'a déjà dit, il n'y a pas de concessions temporaires.

Les exhumations sont-elles permises et dans quelles conditions?

Les exhumations ne sont permises que sous la surveillance de la police, et avec l'emploi de moyens antiseptiques et désinfectants.

Est-il employé obligatoirement dans les bières des matières absorbantes ou désinfectantes?

Non.

L'état actuel offre-t-il toute garantie et quels sont, dans le cas contraire, les desiderata auxquels il faudrait répondre?

Il s'élève contre les dispositions existantes des plaintes qui demandent satisfaction, mais qui ne se sont pas encore manifestées hautement.

Fournir tout autre renseignement qui n'aurait pas été prévu dans ce questionnaire, et dont la pratique répondrait au but qu'on se propose : l'innocuité des cimetières à créer.

Dans ce but, on tend à fermer les cimetières qui se trouvent encore dans l'intérieur ou dans le voisinage immédiat de la ville et à leur substituer les cimetières communaux, situés à une plus grande distance.

KŒNISBERG

Indiquer le chiffre de la population.

112,000 habitants.

Moyenne annuelle des décès.

De 1865 à 1871, c'est-à-dire pendant sept années, dont deux ont eu des épidémies de choléra et de variole, la moyenne annuelle a été de 4,258.

Existe-t-il un ou plusieurs cimetières?

Il existe en tout quatorze cimetières.

Superficie du cimetière.

De 10 à 12 acres (Preussische morgen).

A quelle distance des maisons habitées?

Les cimetières sont isolés et loin des habitations.

Quel est le délai avant l'inhumation?

L'inhumation a lieu ordinairement le cinquième jour.

Existe-t-il des chambres d'attente dites mortuaires pour les cas de mort apparente?

Non.

Quelle est la superficie réservée au champ commun?

Les cimetières sont divisés en carrés, et chaque tombe porte un numéro correspondant avec le registre du cimetière.

Aux concessions perpétuelles;

Les sépultures de famille sont ordinairement d'une verge carrée; elles sont concédées pour 50 années après la dernière inhumation; après quoi le terrain revient à l'église.

Aux concessions temporaires;

Au bout de quinze ans les fosses servent à de nouveaux corps.

Aux chapelles, dépositoires, logements de gardiens, etc.

Ordinairement 4 à 5 verges carrées (mesure de 3 ou 4 mètres).

Nature du sol du champ commun.

Le sol est ordinairement sablonneux ou argileux.

Dimensions et profondeur des fosses; distances observées entre deux fosses consécutives.

Profondeur, de 6 à 10 pieds; longueur, de 6 à 7 pieds; largeur, 3 pieds; distance des fosses entre elles, environ 4 pieds.

Au bout de combien de temps pratique-t-on les exhumations pour procéder à de nouvelles inhumations?

Quinze ans.

Les corps sont-ils complètement décomposés et sans odeur, ou bien, si la décomposition est incomplète, dans quel état se trouvent-ils?

Le sol sablonneux accélère la décomposition beaucoup plus que le terrain argileux; dans le premier cas, on ne trouve plus généralement que des os après quinze ans.

La terre dans laquelle ont eu lieu les précédentes inhumations ne reste-t-elle pas imprégnée d'émanations plus ou moins désagréables, ou même dangereuses?

Non.

Que fait-on des restes des corps exhumés?

On les place sous le fond de la nouvelle fosse ou dans un lieu spécial du cimetière.

Quel est le nombre approximatif annuel des morts pour lesquels sont réclamées des concessions perpétuelles?

Il serait difficile de le dire exactement; le nombre est restreint.

Les cercueils sont-ils placés directement dans le sol?

Oui.

Y a-t-il des tombeaux de famille communs, que l'on est obligé d'ouvrir chaque fois que l'on fait une nouvelle inhumation et, dans ce cas, prend-on des précautions spéciales pour mettre les personnes et le public à l'abri des émanations dangereuses?

On ne peut établir de tombeaux souterrains communs; les cercueils doivent être placés les uns à côté des autres.

Chaque corps est-il, au contraire, placé dans une cellule spéciale, préparée à l'avance et que l'on scelle après l'inhumation?

Pas de cellules.

Quelle est la nature et l'épaisseur des maçonneries?

Les maçonneries sont en briques liées par du mortier; elles ont deux pieds d'épaisseur.

Ne se produit-il pas de dégagement de gaz ou de liquides à travers les maçonneries?

On ne peut le savoir, les maçonneries étant souterraines.

S'il y a des concessions temporaires, de quelle durée sont-elles, et suivant quel mode les inhumations sont-elles pratiquées?

Quinze ans.

Les exhumations sont-elles permises et dans quelles conditions?

Oui, si les corps sont transportés dans des sépultures de famille; jamais pendant des maladies contagieuses.

Est-il employé obligatoirement dans les bières des matières absorbantes ou désinfectantes?

Non.

L'état actuel offre-t-il toute garantie et quels sont, dans le cas contraire, les desiderata *auxquels il faudrait répondre?*

Par suite des épidémies, et surtout du choléra, une attention toute particulière est donnée à cette question. On a décidé la fermeture des cimetières situés dans l'intérieur de la ville, et ceux-ci ont été reportés aussi loin que possible. L'usage des cercueils de plomb et soudés se généralise; la dépense seule y met encore obstacle.

HAMBOURG

Indiquer le chiffre de la population.

340,000 habitants.

Moyenne annuelle des décès.

Environ 10,000.

Existe-t-il un ou plusieurs cimetières?

Plusieurs.

A quelle distance des maisons habitées?

Quelques-uns sont dans le voisinage de maisons habitées, dont ils ne sont séparés que par une rue; d'autres sont plus éloignés.

Quel est le délai avant l'inhumation?

Ordinairement de trois à huit jours.

Existe-t-il des chambres d'attente dites mortuaires pour les cas de mort apparente?

On a récemment établi deux salles mortuaires, dans lesquelles les corps peuvent être conservés jusqu'à l'inhumation.

Quelle est la superficie réservée au champ commun?

L'espace réservé à la fosse commune et aux fosses privées est déterminé en raison des besoins ; il varie dans les différents cimetières, et même dans le même cimetière, selon que la nécessité l'exige.

Aux concessions perpétuelles et aux concessions temporaires ?

Les concessions perpétuelles ne sont plus que très rarement accordées, et pour le temps seulement que le cimetière existera; le temps déterminé pour les concessions privées est ordinairement de 25 ans après la dernière inhumation.

Aux chapelles, dépositoires, logements de gardiens, etc.

Toutes ces dispositions sont variables et l'on ne saurait indiquer de dimensions fixes.

Nature du sol du champ commun.

C'est ordinairement du sable ou une terre légère et sablonneuse.

Dimensions et profondeur des fosses, distances observées entre deux fosses consécutives.

Il est rarement creusé une seule fosse; mais bien, ordinairement, une fosse d'environ 2 mètres 1/2 de large, de 4 mètres de profondeur et d'une longueur qui peut varier; les cercueils, au nombre de quatre ou cinq, y sont déposés les uns sur les autres et séparés seulement par un peu de terre; les nouveaux venus sont placés au-dessus des autres.

Au bout de combien de temps pratique-t-on les exhumations pour procéder à de nouvelles inhumations ?

Au bout de quinze à vingt ans.

Les corps sont-ils complètement décomposés et sans odeur, ou bien, si la décomposition est incomplète, dans quel état se trouvent-ils ?

L'état des corps varie; les uns sont complètement décomposés, voire même les os; les autres présentent une masse noirâtre; d'autres sont en putréfaction, etc. Ils répandent une forte odeur.

La terre dans laquelle ont eu lieu les précédentes inhumations ne reste-t-elle pas imprégnée d'émanations plus ou moins désagréables, ou même dangereuses ?

L'odeur de la terre est rarement désagréable, et seulement quand les corps sont encore en décomposition.

Que fait-on des restes des corps exhumés ?

Ceux-ci sont placés dans des fosses.

Quel est le nombre approximatif annuel des morts pour lesquels sont réclamées des concessions perpétuelles ?

La proportion des sépultures particulières avec le nombre des décès est très variable; le nombre des sépultures ordinaires est de beaucoup plus considérable.

Les cercueils sont-ils placés directement dans le sol?

Dans la plupart des cas.

Y a-t-il des tombeaux de famille communs, que l'on est obligé d'ouvrir chaque fois que l'on fait une nouvelle inhumation et dans ce cas, prend-on des précautions spéciales pour mettre les personnes et le public à l'abri des émanations dangereuses?

Les tombeaux murés et voûtés sont ouverts à chaque nouvelle inhumation; de même que pour les fosses privées, les cercueils sont placés les uns sur les autres ou les uns à côté des autres. Il n'est pris aucune précaution spéciale.

Chaque corps est-il, au contraire, placé dans une cellule spéciale, préparée à l'avance et que l'on scelle après l'inhumation?

Les cellules spéciales ne sont pas en usage ici.

Ces cellules sont-elles placées au-dessus ou au-dessous du sol?

Les tombeaux voûtés, destinés à un certain nombre de corps, sont toujours au-dessous de la surface du sol.

Comment sont-elles disposées?

Ces tombeaux sont construits en pierre et ciment.

Sait-on combien de temps dure, dans ces cellules, la décomposition ou la dessiccation des corps?

Le temps que dure la décomposition dans les tombeaux voûtés est très variable : de 20 à 50 ans.

Ne se produit-il pas de dégagement de gaz ou de liquides à travers les maçonneries?

Dans le temps qui suit l'inhumation, une odeur désagréable se produit souvent à travers les maçonneries.

S'il y a des concessions temporaires, de quelle durée sont-elles, et suivant quel mode les inhumations sont-elles pratiquées?

Pour un certain nombre de cercueils, pour une famille avec enfants et peut-être petits-enfants, le temps est fixé à 50, à 100 ans, ou à 25 ans après la dernière inhumation.

Les exhumations sont-elles permises et dans quelles conditions?

Les exhumations ne sont permises que sur l'autorisation expresse du conseil de santé (Gesundfectpolizee).

Est-il employé obligatoirement dans les bières des matières absorbantes ou désinfectantes?

Non.

L'état actuel offre-t-il toute garantie et quels sont, dans le cas contraire, les desiderata *auxquels il faudrait répondre?*

Le temps que dure la décomposition est fort à considérer.

FRANCFORT-SUR-LE-MEIN

Indiquer le chiffre de la population.

Environ 90.000 habitants, y compris la population de Sachsenhausen.

Moyenne annuelle des décès,

Francfort, environ 1.400; Sachsenhausen, 800; israélites, 100.

Existe-t-il un ou plusieurs cimetières?

Un chrétien et un israélite pour Francfort, un chrétien pour Sachsenhausen.

Superficie du cimetière.

Celui de Francfort a environ 1,250 ares.
Celui de Sachsenhausen, 620 ares.
L'Israélite, 400 ares.

A quelle distance des maisons habitées?

Un quart d'heure de chemin.

Quel est le délai avant l'inhumation?

Trois nuits; lorsque le décès a eu lieu avant minuit, cette première nuit est comptée comme entière.

Existe-t-il des chambres d'attente dites mortuaires pour les cas de mort apparente?

Oui.

Nature du sol du champ commun.

Le sol est argileux jusqu'à environ trois pieds de profondeur; au-dessous, ce sont des débris calcaires.

Dimensions et profondeur des fosses, distances observées entre deux fosses consécutives.

0 m. 85 c. de large, 1 m. 99 de long, 1 m. 70 de profondeur pour les fosses. L'espace réservé entre deux fosses est de 28 centimètres.

Au bout de combien de temps pratique-t-on les exhumations pour procéder à de nouvelles inhumations?

Au bout de 20 ans.

Les corps sont-ils complètement décomposés et sans odeur, ou bien, si la décomposition est incomplète, dans quel état se trouvent-ils?

Les cadavres sont complètement décomposés; quant aux os, on ne trouve plus alors que les fémurs et les crânes.

La terre dans laquelle ont eu lieu les précédentes inhumations ne reste-t-elle pas imprégnée d'émanations plus ou moins désagréables, ou même dangereuses?

Non.

Que fait-on des restes des corps exhumés?

Ces restes sont replacés plus profondément dans la même fosse.

Quel est le nombre approximatif annuel des morts pour lesquels sont réclamées des concessions perpétuelles?

Environ 240.

Les cercueils sont-ils placés directement dans le sol?

Oui.

Y a-t-il des tombeaux de famille communs, que l'on est obligé d'ouvrir chaque fois que l'on fait une nouvelle inhumation et dans ce cas, prend-on des précautions spéciales pour mettre les personnes et le public à l'abri des émanations dangereuses?

Les tombeaux situés à l'est du cimetière de Francfort sont ouverts dans la soirée qui précède toute nouvelle inhumation, et aérés pendant la nuit.

Chaque corps est-il, au contraire, placé dans une cellule spéciale, préparée à l'avance et que l'on scelle après l'inhumation?

Non.

Ces cellules sont-elles placées au-dessus ou au-dessous du sol?

Les tombeaux dont on vient de parler se trouvent au-dessous du sol; au-dessus s'étend une galerie.

Comment sont-elles disposées?

Ce sont de simples voûtes qui ont environ 10 pieds 1/2 (3 m.) de largeur, 16 pieds (4 m. 50) de longueur et 15 pieds (4 m. 24) de profondeur.

Quelle est la nature et l'épaisseur des maçonneries?

Les maçonneries, faites en grès rouge, ont 4 pieds (1 m. 13) d'épaisseur.

Sait-on combien de temps dure, dans ces cellules, la décomposition ou la dessiccation des corps?

Ce temps est très variable. Il dépend de l'âge du défunt, de sa maladie et des médicaments pris par lui.

Ne se produit-il pas de dégagement de gaz ou de liquides à travers les maçonneries?

Non.

S'il y a des concessions temporaires, de quelle durée sont-elles, et suivant quel mode les inhumations sont-elles pratiquées?

Il n'y a pas ici de concessions temporaires.

Les exhumations sont-elles permises et dans quelles conditions?

Exceptionnellement; on perçoit alors pour le corps d'un adulte une taxe de 50 fr.

Est-il employé obligatoirement dans les bières des matières absorbantes ou désinfectantes?

Non.

L'état actuel offre-t-il toute garantie et quels sont dans le cas contraire les desiderata *auxquels il faudrait répondre?*

Oui.

COLOGNE

Indiquer le chiffre de la population.

D'après le dernier recensement, du 1er décembre 1871, la population de Cologne compte 124,366 civils et 4,867 militaires. En tout 129,233 habitants.

Moyenne annuelle des décès.

Durant les années 1869, 1870 et 1871, la moyenne annuelle des décès a été de 4,195.

Existe-t-il un ou plusieurs cimetières?

Cologne n'a qu'un cimetière commun à toutes les confessions chrétiennes. Les juifs ont leur cimetière particulier à Deutz, de l'autre côté du Rhin.

Superficie du cimetière.

Le cimetière occupe un espace, entouré de murs, de 23 hectares 50 ares.

A quelle distance des maisons habitées?

Le cimetière est à un kilomètre de la ville; mais, depuis dix ans, il s'est élevé tout auprès un certain nombre de maisons habitées par des statuaires, des jardiniers et des aubergistes.

Quel est le délai avant l'inhumation?

Le délai légal est de soixante-douze heures après le décès ; mais l'inhumation peut avoir lieu plus tôt, sur le certificat d'un médecin.

Existe-t-il des chambres d'attente dites mortuaires pour les cas de mort apparente?

Il existe une simple chambre mortuaire, destinée à recevoir les corps que le manque de place oblige à enlever de leur demeure peu de temps après le décès. La surveillance y est exercée par le gardien du cimetière, qui se rend de temps à autre dans la chambre mortuaire pour observer les changements survenus dans l'état des corps. Au bout de soixante-douze heures légales, les cercueils sont fermés et enterrés. Dans les classes aisées, les corps restent généralement dans les maisons, sous la garde des familles. Lorsqu'une inhumation plus prompte est désirée ou ordonnée, un médecin doit constater et certifier que la mort est réelle. Il n'existe pas d'inspecteur médical spécial pour les décès.

Quelle est la superficie réservée ?

La superficie du cimetière est partagée en 33 carrés, longs en moyenne d'un demi hectare chacun, dont les divisions et les limites sont formées par des chemins en ligne droite.

Au champ commun ;

L'intérieur de ces carrés forme le champ commun. Deux tiers environ de l'espace sont attribués aux adultes et un tiers aux enfants. Il y a pour les premiers 19,133 places, et pour les seconds, 19,600 ; en tout, 38,733.

Aux concessions perpétuelles ;

Les sépultures de famille, avec permission d'établir des caveaux, sont au nombre de 360, à six places, le long de deux larges chemins, en forme de croix, qui divisent le cimetière en quatre quartiers à peu près d'égale grandeur. Il y a aussi des tombeaux de famille concédés pour 50 ans, avec faculté de renouveler le bail au bout de ce temps.

Les concessions perpétuelles ne sont plus accordées ici; elles sont limités à 50 ans, avec le droit de les renouveler à moitié prix.

Aux concessions temporaires ;

Ces tombeaux, que nous nommons simplement tombeaux privés, bordent, sur une double ligne, les 33 carrés décrits plus haut. Il y a, sur la première ligne, 5,500 tombeaux, et sur la seconde, 5,306 ; en tout, 10,806 places dont la concession est faite pour 30 ans, mais également avec la faculté de renouveler Notre cimetière comprend donc :

360 tombeaux de famille, à 6 places..	2,160
Tombeaux privés, 1er et 2e rangs....	10,806
Dans les rangs communs...........	38,733
Soit en tout............	51,699 places séparées.

Aux chapelles, dépositoires, logements de gardiens, etc.

Lors de l'établissement du cimetière, en l'année 1810, il existait déjà une chapelle et, à côté, un bâtiment qui sert actuellement de maison de service pour l'ecclésiastique et pour l'inspecteur du cimetière. La chambre mortuaire se trouve à environ 200 mètres de la demeure de ce dernier, et peut recevoir 50 cercueils. Il n'y a pas de logement spécial pour le gardien.

Nature du sol du champ commun.

Le sol de notre cimetière est généralement favorable à la décomposition : c'est une terre légère, sèche, chaude et sablonneuse.

Dimensions et profondeur des fosses, distances observées entre deux fosses consécutives.

Dans les rangs communs, les fosses sont disposées en lignes et à angles droits avec le chemin. Une superficie de 2 m. 20 de longueur, 1 m. 10 de largeur, avec une profondeur de 1 m. 88, est accordée aux fosses des adultes. Ces mesures donnent en terre, entre les cercueils, une distance de 0 m. 35 c. Les fosses des enfants de moins de huit ans sont également disposées en ligne, au lieu qui leur est attribué ; elles ont 1 m. 41 de longueur, 0 m. 63 de largeur, et 1 m. 25 de profondeur. Cette simple disposition a l'avantage que, sans poteaux indicateurs, et en consultant seulement le registre du cimetière, on retrouve sûrement chaque tombe et chaque corps.

Au bout de combien de temps pratique-t-on les exhumations pour procéder à de nouvelles inhumations ?

Les fosses des adultes sont employées de nouveau au bout de 15 ans et celles des enfants au bout de 10 ans.

Les corps sont-ils complètement décomposés et sans odeur, ou bien, si la décomposition est incomplète, dans quel état se trouvent-ils ?

Par suite de la nature du sol de notre cimetière, l'expérience a prouvé qu'après 15 ans les corps avaient complètement disparu et n'offraient plus que des ossements secs et dépourvus de chair. Si l'on creuse profondément, il s'échappe de la fosse, au bout de peu de temps, une odeur désagréable, mais qui provient souvent de ce que le bois du cercueil n'est pas encore tout à fait pourri. Ce n'est pas une odeur de putréfaction proprement dite. Mais, si le sol est argileux, lourd, humide et froid, ou si le fond de la fosse se trouve être une terre peu perméable, les corps se décomposent très lentement ; dans ces conditions, on en a vu qui, après 20 ans, étaient encore conservés et consistants. Pour d'autres, il se forme dans le cercueil une masse épaisse et noire qui, par suite du froid ou de l'humidité, n'a pu se réduire en poussière.

La terre dans laquelle ont eu lieu les précédentes inhumations ne reste-t-elle pas imprégnée d'émanations plus ou moins désagréables, ou même dangereuses?

Après 15 ans, on trouve la terre sans odeur, jusque dans le voisinage des anciens cercueils. Lorsqu'on enlève les fragments de bois, alors se développe l'odeur de bois pourri ci-dessus mentionnée. Mais ces émanations ne doivent pas être dangereuses, car on a vu des ouvriers occupés journellement aux inhumations pendant 10 et 15 ans, sans préjudice pour leur santé.

Que fait-on des restes des corps exhumés ?

Les ossements dépourvus de chair mis au jour sont enterrés de nouveau lors de la prochaine inhumation. Il serait mieux cependant de les réunir et de les enterrer sous les chemins du cimetière, afin de les faire disparaître pour toujours.

Quel est le nombre approximatif annuel des morts pour lesquels sont réclamées des concessions perpétuelles ?

Quatre à cinq cents personnes en moyenne sont inhumées chaque année dans les tombeaux de famille ou dans les tombeaux privés.

Les cercueils sont-ils placés directement dans le sol ?

Les corps qui arrivent avec tous les certificats requis, de même que ceux qui ont attendu soixante-douze heures, sont enterrés dès leur arrivée au cimetière, sous le contrôle du surveillant de ce cimetière; la bénédiction religieuse est prononcée sur le cercueil déjà descendu, après quoi le tombeau est fermé.

Y a-t-il des tombeaux de famille communs, que l'on est obligé d'ouvrir chaque fois que l'on fait une nouvelle inhumation et dans ce cas prend-on des précautions spéciales pour mettre les personnes et le public à l'abri des émanations dangereuses ?

Les inhumations dans des caveaux de famille murés pouvant donner lieu à des émanations dangereuses, la disposition suivante est généralement adoptée : une ouverture, fermée par une trappe de fer, donne accès à un passage d'environ 2 m. 50 de large et 4 m. de long, et situé à trois ou quatre mètres de profondeur, sur les deux côtés duquel se trouvent les cellules spéciales, au nombre de trois ou quatre les unes à côté des autres, et autant les unes sur les autres.

Chaque corps est-il, au contraire, placé dans une cellule spéciale préparée à l'avance et que l'on scelle après l'inhumation ?

Chaque cellule n'est destinée à recevoir qu'un cercueil. Après l'inhumation, cette cellule est hermétiquement fermée au moyen d'une maçonnerie recouverte d'une plaque de marbre sur laquelle est gravée l'inscription désirée.

Ces cellules sont-elles placées au-dessus ou au-dessous du sol?

Les cellules sont toutes au-dessous du sol et recouvertes d'une couche d'asphalte, laquelle est à son tour recouverte d'un mètre de terre destinée à établir un petit jardin.

Comment sont-elles disposées?

Les cellules spéciales ont 2 m. 50 de profondeur, une largeur et une hauteur d'un mètre.

Quelle est la nature et l'épaisseur des maçonneries?

Les matériaux généralement employés pour les maçonneries sont les briques. Les murs du caveau ont, pour la plupart, un mètre d'épaisseur, et sont enduits d'asphalte à l'extérieur, ce qui les préserve de l'humidité de la terre. Les cellules sont séparées les unes des autres par des murs cimentés de 0 m. 25 c. d'épaisseur. Quelques conduits amènent l'air frais dans le passage.

Sait-on combien de temps dure, dans ces cellules, la décomposition ou la dessiccation des corps?

Les corps sont placés, dans les cellules, dans des cercueils de bois de chêne ou de métal. La décomposition des corps, qui reposent ici au sec et à l'abri de toute influence atmosphérique, s'accomplit incessamment, et, après 10 ans, on ne trouve plus dans les cercueils que des ossements desséchés.

Ne se produit-il pas de dégagement de gaz ou de liquides à travers les maçonneries?

La solidité des murs des cellules ne permet aucun dégagement des corps en dissolution. Jamais la moindre humidité n'a été observée. Jamais, non plus, on n'a constaté de dégagement de gaz, puisque nulle odeur ne se fait sentir dans les passages des tombeaux.

S'il y a des concessions temporaires, de quelle durée sont-elles, et suivant quel mode les inhumations sont-elles pratiquées?

Comme nous l'avons dit plus haut, il n'est fait ici que des concessions temporaires; les tombeaux de famille sont concédés pour 50 ans, et les tombeaux privés pour 30. Il faut remarquer aussi que ces derniers peuvent être des tombeaux murés. — L'inhumation se fait comme d'ordinaire, dans une fosse de 2 mètres de profondeur. Cependant, le concessionnaire peut, au bout des quinze premières années, demander à employer gratuitement la fosse une seconde fois. On permet aussi, dans l'intervalle, d'y déposer des enfants.

Les exhumations sont-elles permises et dans quelles conditions?

Est-il employé obligatoirement dans les bières des matières absorbantes ou désinfectantes?

Les exhumations sont permises à la condition de prendre des

précautions désinfectantes, tant à l'ouverture de la fosse que pendant le transport du cercueil. Pendant ces opérations, le sol et le cercueil sont abondamment arrosés avec une dissolution de chlorure de chaux, et enfin le cercueil est recouvert d'un drap imprégné de ce même liquide.

L'état actuel offre-t-il toute garantie et quels sont, dans le cas contraire, les desiderata *auxquels il faudrait répondre.*

Les dispositions actuellement en usage ici sont reconnues suffisantes et satisfaisantes.

On s'est demandé, cependant, s'il était bon que la chambre d'attente pour les morts apparentes fût située dans un cimetière lointain, et s'il ne vaudrait pas mieux qu'elle se trouvât dans le voisinage de la ville, attendu que le transport des corps par les grands froids, bien qu'opéré dans des voitures soi-disant chauffées, n'inspire pas grande confiance.

Fournir tout autre renseignement qui n'aurait pas été prévu dans ce questionnaire, et dont la pratique répondrait au but qu'on se propose : l'innocuité des cimetières à créer.

L'expérience ayant démontré que des gaz presque imperceptibles se dégagent, surtout pendant les chaleurs, du sol de tous les cimetières considérables, il est bon que ce sol soit couvert de gazon et planté d'arbres. Enfin, je ferai remarquer que, dans l'érection d'un nouveau cimetière, il ne faut pas seulement éviter le voisinage trop immédiat des villes populeuses, mais qu'il faut encore tenir compte de la nature du terrain et de la direction des vents ; il faut veiller aussi à ce que les corps puissent être enterrés aussi profondément que possible.

MUNICH

Indiquer le chiffre de la population.

D'après le dernier recensement, Munich compte environ 168,000 âmes, dont 30,000 appartiennent à trois faubourgs situés sur la rive droite de l'Isar, lesquels ont leurs cimetières propres ; mais ces cimetières sont si mal aménagés que nous n'en ferons pas mention ici. Nous ne parlerons donc, dans ce travail, que de la ville, avec ses faubourgs de la rive gauche de l'Isar.

Moyenne annuelle des décès.

La moyenne annuelle des décès est d'environ 6,000.

Existe-t-il un ou plusieurs cimetières ?

Munich a deux cimetières, le cimetière du sud et le cimetière du nord.

Superficie du cimetière.

Le cimetière du sud a 93,974 m. carrés et le cimetière du nord 45,136 m. 44 c.

A quelle distance des maisons habitées ?

Le cimetière du sud est entouré de toutes parts de maisons habitées. Le cimetière du nord, ouvert en 1868 seulement, est actuellement à 120 m. des maisons les plus proches ; mais les rues indiquées conduisent jusqu'au mur d'enceinte.

Quel est le délai avant l'inhumation ?

Les corps ne sont inhumés que quarante-huit heures après la mort. Une double visite est faite par des hommes compétents, l'une immédiatement après le décès, l'autre le jour de l'inhumation.

Existe-t-il des chambres d'attente dites mortuaires pour les cas de mort apparente ?

Les corps sont portés aussitôt après la mort dans des chambres d'attente établies au cimetière, et ils y restent jusqu'à l'inhumation.

Nature du sol du champ commun.

Le cimetière du sud, plus ancien que l'autre, a un terrain graveleux, mélangé d'un peu d'humus. Le cimetière du nord a un terrain tout graveleux.

Dimensions et profondeur des fosses, distances observées entre deux fosses consécutives ?

Chaque fosse doit avoir : pour un adulte, c'est-à-dire âgé de plus de douze ans, 1 m. 75 de profondeur, 2 m. 62 de longueur, 1 m. 16 de largeur ; pour les enfants de un à six ans inclusivement, 0 m. 87 de profondeur, et pour les enfants de sept à onze ans inclusivement, 1 m. 16 de profondeur .

Au bout de combien de temps pratique-t-on les exhumations pour procéder à de nouvelles inhumations ?

Au bout de 6 à 7 ans.

Les corps sont-ils complètement décomposés et sans odeur, ou bien, si la décomposition est incomplète, dans quel état se trouvent-ils ?

Après 6 ans, la décomposition est généralement complète ; si elle ne l'est pas, on retrouve une masse assez semblable à de la cire brune, qui répand une forte odeur.

La terre dans laquelle ont eu lieu les précédentes inhumations ne reste-t-elle pas imprégnée d'émanations plus ou moins désagréables, ou même dangereuses ?

Il est évident que la terre des cimetières ne peut pas être sans odeur, mais quant à savoir s'il en résulte quelque danger, il faut, à ce sujet s'en rapporter aux médecins, lesquels ne sont pas d'accord dans leur opinion.

Que fait-on des restes des corps exhumés ?

Les restes des corps, qui ne sont presque toujours que des os, sont replacés dans la même fosse, avec le corps nouveau. Les débris de cercueils sont enlevés et brûlés.

Quel est le nombre approximatif annuel des morts pour lesquels sont réclamées des concessions perpétuelles ?

Les tombeaux de famille sont fort demandés. En raison même de ces demandes, nous avons dû décider que les tombeaux ne pourraient plus être concédés à la même famille pour plus d'un an. Nous pouvons dire que les trois ou quatre premiers rangs, ainsi qu'une section considérable, sont des tombeaux de famille, et qu'ainsi les fosses seules de l'intérieur peuvent servir à de nouvelles inhumations.

Les cercueils sont-ils placés directement dans le sol ?

Les cercueils sont placés directement dans le sol ou dans les caveaux.

Y a-t-il des tombeaux de famille communs, que l'on est obligé d'ouvrir chaque fois que l'on fait une nouvelle inhumation et dans ce cas, prend-on des précautions spéciales pour mettre les personnes et le public à l'abri des émanations dangereuses ?

Les tombeaux de famille sont généralement ouverts le jour qui précède l'inhumation. S'il existe un caveau, cela ne présente ni difficulté ni inconvénient. Si c'est une simple fosse, et si moins de six ans se sont écoulés depuis la dernière inhumation, la fosse est ouverte la veille au soir, lorsque le cimetière est fermé au public ; les corps anciens sont placés plus profondément et couverts d'un peu de terre, et le corps nouveau est mis au-dessus. Jamais les personnes composant le cortége n'ont paru incommodées par l'odeur.

Chaque corps est-il, au contraire, placé dans une cellule spéciale, préparée à l'avance et que l'on scelle après l'inhumation ?

Nous n'avons pas de cellules spéciales. Le premier cercueil descendu dans le caveau y est placé de telle sorte que ceux qui viendront plus tard puissent être mis à côté, tant que l'espace le permet. Dans l'espace libre, c'est-à-dire dans les sections, on ne permet plus l'établissement de caveaux Ceux-ci, par leur grand nombre, diminuaient peu à peu le terrain d'une manière inquiétante pour la décomposition, les arbres mouraient, etc., de sorte que, depuis deux ans, il est défendu de faire des constructions dans les sections.

Sait-on combien de temps dure, dans ces cellules, la décomposition ou la dessiccation des corps ?

Les corps placés dans le caveau se dessèchent peu à peu et finissent par tomber en poussière. Les cercueils se conservent longtemps, et enfin, lorsque la place manque, ils sont enlevés ; on réunit alors dans un même cercueil les os qui pouvaient se trouver dans plusieurs.

Ne se produit-il pas de dégagement de gaz ou de liquides à travers les maçonneries ?

Comme les caveaux sont sous le sol, il n'est pas possible de constater s'il se produit quelque dégagement de gaz ou de liquides à travers les maçonneries.

S'il y a des concessions temporaires, de quelle durée sont-elles, et suivant quel mode les inhumations sont-elles pratiquées ?

Ainsi que nous l'avons dit plus haut, les fosses ne sont guère ouvertes que tous les sept ans. Comme la décomposition est alors généralement complète, les nouvelles inhumations se font sans aucune difficulté.

Est-il employé obligatoirement dans les bières des matières absorbantes ou désinfectantes ?

Non.

L'état actuel offre-t-il toute garantie et quels sont, dans le cas contraire, les desiderata *auxquels il faudrait répondre ?*

Nous croyons avoir pris dans nos cimetières toutes les mesures et précautions nécessaires, même celles qui ne peuvent être décrites en détail, notamment pour les morts apparentes, mesures qui sont prises pour tous les corps. L'autopsie serait, sans doute, une chose excellente. L'installation des chambres mortuaires, des moyens de transport, des chars funèbres, nous attire les éloges de tous les hommes compétents et de tous les visiteurs étrangers. Nous avons, bien entendu, l'œil ouvert sur toutes les innovations qui pourraient encore être introduites, et nous ne reculons devant aucune dépense pour réaliser toutes les améliorations que réclame l'hygiène.

ROME

Indiquer le chiffre de la population.

Population stable, 213.633 ; population flottante, 33,804. Total, 247,437 habitants.

Moyenne annuelle des décès.

7,800.

Existe-t-il un ou plusieurs cimetières ?

Il y en a plusieurs : un pour les juifs et un pour les non catholiques, très petits tous les deux. Pour les catholiques, il y a le champ au Verano, qui est le cimetière central et principal de la ville, et trois autres petits cimetières dans la banlieue, qu'on pourrait appeler succursales.

Superficie du cimetière

Celle du cimetière au Verano est de 221,808 mètres carrés. A présent, on va l'accroître presque d'un tiers.

A quelle distance des maisons habitées ?

Le cimetière susdit est loin de la porte Saint-Laurent de 919 m. 50, en ligne droite ; les autres, de trois ou quatre kilomètres environ des portes de la ville. Le cimetière des juifs et celui des protestants se trouvent placés au dedans de la ville, mais éloignés de quelques centaines de mètres des maisons habitées, et on ira prochainement les établir hors des portes de la ville.

Quel est le délai avant l'inhumation ?

Vingt-quatre heures dans les cas de mort ordinaire et quarante-huit heures dans les cas de mort soudaine.

Existe-t-il des chambres d'attente dites mortuaires pour les cas de mort apparente ?

Non ; mais il n'est pas permis de transporter les cadavres de chez eux si leur mort n'a pas été confirmée auparavant par un des médecins nécroscopes de la municipalité. Si, cependant, des circonstances spéciales exigent que les cadavres soient plus promptement enlevés, on se sert des chambres mortuaires dont chaque paroisse est pourvue.

Quelle est la superficie réservée ?

Le champ commun comprend les 4/5 de la superficie générale du cimetière au Verano, dont la cinquième partie est réservée aux concessions perpétuelles. Quant aux concessions temporaires, on n'accorde que des places de simple dépôt pour trois mois.

Nature du sol du champ commun.

Le sol du champ commun est généralement glaiseux, entrecoupé par des bancs de tuf dans les endroits où il est élevé le plus.

Dimensions et profondeur des fosses, distances observées entre deux fosses consécutives.

Au champ commun, on enterre les corps en rang, à la distance de quelques centimètres, dans des sillons qui ont une longueur de 60 mètres, une profondeur de 2 m. 40 et une largeur de 75 c. Entre un sillon et l'autre il y a une distance de 75 c.

Au bout de combien de temps pratique-t-on les exhumations pour procéder à de nouvelles inhumations ?

Les corps sont-ils complètement décomposés et sans odeur,

ou bien, si la décomposition est incomplète, dans quel état se trouvent-ils?

Nous n'avons pas besoin de pratiquer des exhumations dans ce but; car, comme on ne procède point à de nouveaux enterrements dans les fosses, où d'autres cadavres ont été déjà ensevelis, sinon après un délai de 20 ans, il arrive d'ordinaire qu'on trouve les corps complètement décomposés.

La terre dans laquelle ont eu lieu les précédentes inhumations ne reste-t-elle pas imprégnée d'émanations plus ou moins désagréables, ou même dangereuses?

Attendu le long délai qui s'écoule entre une inhumation et l'autre, les émananations désagréables, ou même dangereuses, ne sont pas sensibles.

Quel est le nombre approximatif annuel des morts pour lesquels sont réclamées des concessions perpétuelles ?

200 environ.

Les cercueils sont-ils placés directement dans le sol?

Ou directement dans le sol ou bien dans des cryptes et des cellules.

Y a-t-il des tombeaux de famille communs, que l'on est obligé d'ouvrir chaque fois que l'on fait une nouvelle inhumation, et dans ce cas, prend-on des précautions spéciales pour mettre les personnes et le public à l'abri des émanations dangereuses?

Chaque corps est-il, au contraire, placé dans une cellule spéciale, préparée à l'avance et que l'on scelle après l'inhumation?

Quelques-uns font construire des cellules séparées où l'on renferme un seul cadavre; les autres ont un tombeau de famille commun. Dans le cas où l'on rouvrirait ces tombes en commun pour y effectuer des inhumations successives, on ne fait usage de matières désinfectantes que lorsque l'opportunité et la nécessité le réclament.

Ces cellules sont-elles placées au-dessus ou au-dessous du sol?

Au-dessous du sol.

Comment sont-elles disposées?

Tout le long des allées, près le mur d'enceinte, et selon la disposition du sol.

Quelle est la nature et l'épaisseur des maçonneries?

Suivant la structure du monument qu'on entend y bâtir dessus, les murailles ont généralement une épaisseur de 30 à 50 centimètres.

Sait-on combien de temps dure, dans ces cellules, la décomposition ou la dessiccation des corps?

On l'ignore.

Ne se produit-il pas de dégagement de gaz ou de liquides à travers les maçonneries?

Pas du tout, parce que les parois de ces tombeaux sont souterraines et la qualité du ciment est excellente.

S'il y a des concessions temporaires, de quelle durée sont-elles, et suivant quel mode les inhumations sont-elles pratiquées?

On fait des concessions temporaires. On dépose les cadavres dans des cellules pratiquées dans une muraille expressément construite.

Les exhumations sont-elles permises et dans quelles conditions?

Elles sont permises uniquement en hiver. Pour les morts par suite de maladies contagieuses, toute exhumation est défendue.

Est-il employé obligatoirement dans les bières des matières absorbantes ou désinfectantes?

Ce n'est pas obligatoire.

L'état actuel offre-t-il toute garantie et quels sont, dans le cas contraire, les desiderata *auxquels il faudrait répondre?*

Il offre des garanties suffisantes.

NAPLES

Indiquer le chiffre de la population.

448,000.

Moyenne annuelle des décès.

17,000 environ, savoir : 7,000 dans le nouveau cimetière, 9,890 dans le vieux, 100 dans le protestant, 10 dans l'israélite.

Existe-t-il un ou plusieurs cimetières?

Cinq, comme ci-dessus.

Superficie du cimetière.

Nouveau cimetière, 587 ares 8824; vieux, l'enterrement est par tumuli, dans lequel il existe 336 fosses; protestant, 41 ares 9916; israélite, 264 mètres carrés.

A quelle distance des maisons habitées?

1 kilomètre 8515.

Quel est le délai avant l'inhumation?

Vingt-quatre heures après le décès et quarante-huit heures pour les morts subites.

Existe-t-il des chambres d'attente dites mortuaires pour les cas de mort apparente ?

Deux : une pour les dépôts et l'autre pour les autopsies.

Quelle est la supeficie réservée au champ commun ?

Dans le nouveau cimetière, il existe des espaces pour la construction des chapelles appartenant aux congrégations et aux particuliers ; comme aussi il y a deux enclos, un pour les places distinctes à perpétuité, où l'on peut construire des monuments, et l'autre pour les hommes illustres.

Pour la garde des chapelles et dépôts, il y a un nombre de gardiens et de surveillants qui habitent dans l'intérieur du cimetière.

Nature du sol du champ commun.

Terre molle.

Dimensions et profondeur des fosses, distances observées entre deux fosses consécutives.

Profondeur, 1 mètre et demi ; largeur, 80 centimètres ; longueur, 2 metres 05 c. Distance d'une fosse à l'autre, 30 centimètres de chaque côté.

Au bout de combien de temps pratique-t-on les exhumations pour procéder à de nouvelles inhumations ?

L'exhumation des cadavres des petits jardins à découvert est permise pour les adultes après 18 mois ; pour les adolescents âgés de 7 ans au plus, après 9 mois. A couvert, 15 mois les adultes, et 9 mois les adolescents.

Les corps sont-ils complètement décomposés et sans odeur, ou bien, si la décomposition est incomplete, dans quel état se trouvent-ils ?

Après diverses expériences, on en a reconnu l'entière décomposition.

La terre dans laquelle ont eu lieu les précédentes inhumations ne reste-t-elle pas imprégnée d'émanations plus ou moins désagréables, ou même dangereuses ?

Les matières sont absorbées au point qu'elles ne donnent point lieu à des émanations désagréables.

Que fait-on des restes des corps exhumés ?

Les restes sont déposés dans les niches cinéraires construites dans les chapelles des congrégations ou des particuliers, pour ceux qui les possedent. Dans le cas contraire, on les porte dans l'ossuaire général.

Quel est le nombre approximatif annuel des morts pour lesquels sont réclamées des concessions perpétuelles ?

La municipalité vend le sol à perpétuité. Approximativement, les demandes sont d'environ 300 par an.

Les cercueils sont-ils placés directement dans le sol ?

Tous les corps sont enterrés avec des cercueils percés en dessous.

Y a-t-il des tombeaux de famille communs, que l'on est obligé d'ouvrir chaque fois que l'on fait une nouvelle inhumation et dans ce cas, prend-on des précautions spéciales pour mettre les personnes et le public à l'abri des émanations dangereuses ?

Les tumulations étant prohibées et l'exhumation des cadavres s'opérant après la période établie comme il est dit plus haut, d'autres précautions ne sont pas utiles. Les chapelles sont protégées par des portes avec des serrures dont les clés sont conservées par les familles respectives.

Chaque corps est-il, au contraire, placé dans une cellule spéciale, préparée à l'avance et que l'on scelle après l'inhumation ?

Les corps injectés peuvent seulement être renfermés dans les niches construites au moyen d'une double rangée de briques, en outre de plaques de marbre.

Ces cellules sont-elles placées au-dessus ou au-dessous du sol ?

Les cellules sont en partie sous terre et en partie au-dessus de la terre.

Comment sont-elles disposées ?

On observe la symétrie d'une construction à l'autre.

Quelle est la nature et l'épaisseur des maçonneries ?

Les cellules peuvent être construites en pierres de taille ou en briques. L'épaisseur varie, suivant les proportions plus grandes ou plus petites de la cellule, de 50 centimètres à 1 mètre.

Ne se produit-il pas de dégagement de gaz ou de liquides à travers les maçonneries ?

Non, il n'y a pas de dégagement de gaz, parce que les corps sont d'abord inhumés et les os déposés ensuite dans les niches existant dans le mur des chapelles ou des cellules.

S'il y a des concessions temporaires, de quelle durée sont-elles, et suivant quel mode les inhumations sont-elles pratiquées ?

Dans les petits jardins, tant à découvert qu'à couvert, les concessions sont temporaires.

Les exhumations sont-elles permises et dans quelles conditions ?

On emploie le même système que pour le champ commun.

Est-il employé obligatoirement dans les bières des matières absorbantes ou désinfectantes ?

Si les corps sont inhumés dans les mêmes cercueils préparés pour le transport, on n'y introduit aucune espèce de matière, parce que cela n'est pas nécessaire.

L'état actuel offre-t-il toute garantie et quels sont, dans le cas contraire, les desiderata *auxquels il faudrait répondre?*

Le municipe agrandira le nouveau cimetière afin d'éviter l'enterrement des cadavres par tumulations dans l'ancien champ destiné aux pauvres, et cela pour la protection de l'hygiène publique.

VENISE

Indiquer le chiffre de la population.

La population de Venise, au 31 décembre 1871, était de 135,216 habitants, y compris la population flottante.

Moyenne annuelle des décès.

La moyenne proportionnelle des décès est de 4,000 par an.

Existe-t-il un ou plusieurs cimetières?

Il existe un seul cimetière; mais, dans l'île de San Servilio, où il existe un établissement pour les aliénés (hôpital des fous des frères Fate-Bene), se trouve un petit cimetière d'israélites qui, plus tard, sera englobé dans le nouveau cimetière communal en voie de construction.

Superficie du cimetière.

Toute l'île, comme elle est réduite actuellement, a une superficie de 190,000 mètres carrés.

A quelle distance des maisons habitées?

Le cimetière est entouré par la lagune. La distance *minimâ* des maisons habitées (île de Memano) est de 300 mètres.

Quel est le délai avant l'inhumation?

La loi admet 24 heures seulement du décès à la sépulture. Mais, par suite de la pratique des offices, il s'écoule presque toujours 30 heures et plus avant l'inhumation. Dans les cas très particuliers, on devance même les 24 heures.

Existe-t-il des chambres d'attente dites mortuaires pour les cas de mort apparente?

Il n'existe pas encore de chambre mortuaire d'observation, pour les cas de mort apparente, mais il en sera établi une dans le cours des travaux de construction du nouveau cimetière communal.

Quelle est la superficie réservée au champ commun?

Dans le cimetière catholique, y compris l'enclos spécial aux enfants, il est réservé au champ commun ...... mèt. car. 53,560
Pour celui des grecs, non unis, le champ sera de..... 2,330
Pour celui des israélites.......................... 5,880
Pour celui des évangéliques....................... 2,830

Aux concessions perpétuelles ;

Pour les concessions spéciales en pleine terre, pour les tombes, chapelles, etc., il est réservé, dans le cimetière catholique, 21,070 mètres carrés.

Aux concessions temporaires ;

Il n'est fait aucune distinction entre les cessions temporaires et les cessions perpétuelles : cependant, chaque caveau pourra être vendu dans l'un et dans l'autre cas. Pour les cimetières catholiques, la cession des terrains pour les tombeaux particuliers dépendra des dispositions des mairies respectives.

Aux chapelles, dépositoires, logements de gardiens, etc.

Pour les chapelles spéciales du cimetière avec ossuaire, pour l'entrée couverte, pour les dépositoires, pour les logements du gardien et du personnel de service, il est réservé un emplacement de 1,940 mètres carrés.

Nature du sol du champ commun.

Le sol du cimetière est formé en grande partie de remblais et se compose de matériaux provenant des fouilles pratiquées dans les lagunes, tels que ; argile, sable, détritus calcaires, etc., et de pierres provenant de vieilles constructions.

Dimensions et profondeur des fosses; distances observées entre deux fosses consécutives.

Les fosses où les cadavres sont ensevelis ont deux mètres de largeur, un mètre et demi de profondeur et une longueur en rapport avec l'étendue du cimetière. Les cercueils, jusqu'à présent, sont placés en contact l'un avec l'autre dans les longues fosses collectives et parallèles, à des distances de l'une à l'autre fosse de 50 centimètres. Cependant, aussitôt que les ensevelissements seront en activité dans toute l'étendue du nouveau cimetière, les cercueils seront disposés à des distances plus convenables.

Au bout de combien de temps pratique-t-on les exhumations pour procéder à de nouvelles inhumations ?

Après dix ans, on peut ensevelir de nouveau où on ensevelissait d'abord. Après ce laps de temps, il est démontré qu'il ne reste plus du corps humain que les os. Sur quelques points du cimetière, et particulièrement où il existe plus de débris de matériaux que de limon, les parties molles se consument plus rapidement.

Les corps sont-ils complètement décomposés et sans odeur.

ou bien, si la décomposition est incomplète, dans quel état se trouvent-ils?

Après dix ans, les os seuls existent; il n'y a d'odeur d'aucune sorte. Cependant si, dans quelques cas très rares, la décomposition ne s'était pas produite complètement, on ne trouve qu'une matière tourbeuse inodore.

La terre dans laquelle ont eu lieu les précédentes inhumations ne reste-t-elle pas imprégnée d'émanations plus ou moins désagréables ou même dangereuses?

La terre ne reste pas imprégnée le moins du monde et les fouilles se pratiquent sans danger et sans inconvénient.

Que fait-on des restes des corps exhumés?

Les os qu'on exhume, pour faire place aux nouvelles sépultures, sont transportés dans l'île S.-Adriano, où se trouve l'antique ossuaire de Venise. Mais, dans le courant des travaux d'appropriation du nouveau cimetière, il y sera construit également un ossuaire sous la chapelle centrale.

Quel est le nombre approximatif annuel des morts pour lesquels sont réclamées des concessions perpétuelles?

Dans les conditions actuelles du cimetière, il n'est pas possible d'indiquer le nombre annuel des demandes d'inhumations séparées ou d'occupations tant perpétuelles que temporaires. Jusqu'à présent, les caveaux du couvent San-Michele et une zone longeant les murs de l'île avaient été spécialemant affectés à cette destnation. Au fur et à mesure qu'avanceront les nouvelles constructions, elles seront utilisées au même effet, le nouveau cimetière devant donner satisfaction aux exigences de la population, puisqu'il offrira, outre les tombes murales et dans les édifices qui seront au nombre de 4,000, une nouvelle série de 3,000 fosses en pleine terre, tant individuelles que collectives, qu'on cèdera soit à perpétuité, soit à temps.

Les cercueils sont-ils placés directement dans le sol?

Les cercueils, pour toutes les inhumations communes, sont placés directement dans le sol, et ceux pour lesquels il a été cédé jusqu'à présent des terrains spéciaux sont placés dans des cellules murales souterraines. Les nouvelles constructions en cours contiendront des tombes et des cellules spéciales souterraines et hors de terre.

Y a-t-il des tombeaux de famille communs, que l'on est obligé d'ouvrir chaque fois que l'on fait une nouvelle inhumation, et, dans ce cas, prend-on des précautions spéciales pour mettre les personnes et le public à l'abri des émanations dangereuses?

Les tombeaux de famille sont ouverts chaque fois qu'il est nécessaire d'y déposer un cercueil. L'opération de l'ouverture qui, jusqu'à présent, ne s'est faite que par hasard et en général plusieurs années après la dernière inhumation, est surveillée par un médecin municipal. Cependant, on prépare un règlement sur la matière, et, dans le but d'éviter les exhalaisons éventuelles, on pourra diversement enduire les cercueils de goudron, les faire doubles ou les recouvrir d'une couche de terre, suivant que les dimensions des tombeaux le comporteront, etc., etc. De toute façon, des exhalaisons viendraient-elles à se produire qu'elles n'offriraient pas un grand danger pour Venise, vu les conditions particulières de son cimetière, qui se trouve entouré d'eau et à distance des habitations.

Chaque corps est-il, au contraire, placé dans une cellule spéciale, préparée à l'avance et que l'on scelle après l'inhumation ?

Comme il a déjà été dit, il y aura dans le nouveau cimetière des tombes individuelles et de famille. Des explications ayant été fournies sur ces dernières, on dira des premières que celles qui seront établies en pleine terre, après avoir reçu le cercueil, seront immédiatement fermées au moyen d'une double pierre, et que celles qui seront pratiquées dans l'épaisseur des murs, en plusieurs ordres superposés, seront fermées devant, en pierre de terre cuite d'une épaisseur de 13 centimètres, recouvertes au besoin d'une plaque de marbre avec épigraphe, C'est ainsi que les choses se pratiquaient depuis longtemps et se pratiquent encore.

Ces cellules sont-elles placées au-dessus ou au-dessous du sol ?

Voir les détails qui précèdent et ceux qui suivent.

Comment sont-elles disposées ?

Jusqu'à présent, elles sont disposées dans les caveaux et le long des murs. Dans le nouveau cimetière, elles seront disposées diversement, suivant la forme qu'on leur donnera au début de la mise en œuvre.

Quelle est la nature et l'épaisseur des maçonneries ?

Les maçonneries, abstraction faite des parties en pierres décoratives, sont composées de briques à base de sable et de ciment de chaux, d'une structure régulière, et l'épaisseur diffère suivant leur destination et la forme particulière des constructions, et il en est de même pour tout le reste. Le mur qui se trouve derrière les cellules des colombaires fermées et scellées devant, comme on l'a indiqué plus haut, et dont l'épaisseur (du mur) est de $0^{m}525$ dans les parties qui parcourent le périmètre de l'île, est de $0^{m}65$ dans les parties intérieures, dans lesquelles la façade du mur opposé à celui des cellules est destinée à offrir un appui aux épitaphes et aux monuments qui accompagnent les constructions principales. Le mur en terre cuite des tombes en pleine terre peut avoir la plus petite épaisseur qui est réclamée par les lois de la stabilité. Ces murs pourraient être cimentés à la chaux hydraulique.

Sait-on combien de temps dure, dans ces cellules, la décomposition ou la dessiccation des corps?

On ne peut pas déterminer exactement la durée des corps, ni dans les caveaux de famille, ni dans les cellules; cependant, il est certain que la décomposition est moins rapide dans les caveaux et les cellules que dans le champ commun. Les caveaux qui existent actuellement au-dessus du sol et qui appartiennent, au nombre de vingt, aux religieuses Salesiane, sont les seuls qui présentent quelquefois le phénomène de la dessiccation. Ils sont clos au moyen de pierres cuites, de ciment et d'une dalle.

Ne se produit-il pas de dégagement de gaz ou de liquides à travers les maçonneries?

Il ne se produit aucun dégagement de gaz ni de liquides d'aucune sorte à travers les maçonneries qui ferment les caveaux.

S'il y a des concessions temporaires, de quelle durée sont-elles, et suivant quel mode les inhumations sont-elles pratiquées?

Autrefois, on concédait des sépultures séparées pour dix ans, moyennant une taxe, et les inhumations s'accomplissaient comme pour toutes les autres. En ce qui concerne le nouveau cimetière, les concessions temporaires seront continuées, et un règlement ultérieur en déterminera la forme et les limites.

Les exhumations sont-elles permises et dans quelles conditions?

On permet les exhumations, sur la demande des familles, pour transporter le cercueil, soit dans une autre partie du cimetière, soit dans un autre pays, le tout sous la surveillance du médecin municipal; et dans le cas où il s'agirait d'un transport dans un autre pays, le cercueil est renfermé dans une caisse, et quelquefois dans deux, dont l'une est en zinc, hermétiquement fermée.

Est-il employé obligatoirement dans les bières des matières absorbantes ou désinfectantes?

Il n'est pas utile de mettre dans les cercueils des matières absorbantes ou désinfectantes.

L'état actuel offre-t-il toute garantie et quels sont, dans le cas contraire, les desiderata auxquels il faudrait répondre?

L'état actuel des cimetières ne répond pas parfaitement à toutes les exigences. Cependant, on doit retenir que le nouveau donnera satisfaction à toutes les exigences de l'hygiène, favorisée comme l'est Venise par les conditions particulières de la ville.

MILAN

Indiquer le chiffre de la population.

La population de la ville de Milan seule, au 1er janvier 1872, sans compter les absents, était de 190,009 personnes.

Moyenne annuelle des décès.

De 8,000, y compris ceux de l'Hôpital et de ses dépendances.

Existe-t-il un ou plusieurs cimetières?

Pour la ville de Milan et les faubourgs (Corps-Saints), il existait avant 1866 : les cimetières de Punta Victoria, Punta Ticinose, Punta Venezia, Punta Garibaldi, Punta Magenta ; tous situés hors de la ville et à des distances différentes des lieux habités. En 1866, on décida la construction d'un cimetière unique pour les besoins de la ville entière, à l'exclusion des décès qui se produiraient dans la commune des Corps-Saints, et avec l'intention (qui n'a pas encore été mise en pratique) de construire un cimetière spécial pour les cadavres provenant des hôpitaux, etc... (environ 2,000) ; et jusqu'à ce que la construction de ce cimetière unique et grandiose soit achevée, les anciens cimetières continueront à fonctionner.

Superficie du cimetière.

La superficie du plus grand cimetière, après achèvement de la construction, sera de 212,600 mètres carrés. — Celui qu'on a l'intention de construire pour les cadavres des hôpitaux aura 90,000 mètres carrés. — Les cimetières qui existent actuellement, et qui doivent être supprimés, occupent une étendue de 135,992 mètres carrés.

A quelle distance des maisons habitées?

La distance de la façade du plus grand cimetière au mur de la ville est de 400 mètres.

Quel est le délai avant l'inhumation?

48 heures après la mort.

Existe-t-il des chambres d'attente dites mortuaires pour les cas de mort apparente?

Il en existe dans le nouveau cimetière.

Quelle est la superficie réservée au champ commun?

Dans le nouveau cimetière unique, il est réservé :
Pour les adultes, 31,883 mètres carrés.
Pour les enfants, 13,251 d°.
A découvert, 23,197 mètres carrés.

Aux concessions perpétuelles;

A couvert, colombaires et catacombes, 26,178 concessions pouvant recevoir autant de cadavres; puis, une autre quantité de 1,138, placées dans les chapelles, niches et portiques.

On fait observer que ces places à couvert peuvent être concédées aussi bien à perpétuité que pour une durée de cinquante ans.

Aux concessions temporaires;

Aux concessions temporaires, en outre des places indiquées ci-dessus, il est réservé, à découvert, 9,532 mètres carrés.

Nature du sol du champ commun.

La nature générale du sol est argileuse à la surface, sablonneuse et graveleuse à une certaine profondeur; dans le nouveau cimetière, la couche argileuse a une épaisseur de 1m50 environ, après laquelle on trouve une couche de sable siliceux, et à 4 mètres de profondeur au-delà, on rencontre des graviers et un sous-sol aquifère.

Dimensions et profondeur des fosses, distances observées entre deux fosses consécutives.

La profondeur générale des fosses est de 2 mètres, séparées entre elles par intervalles de 0.30; leur longueur est de 3 mètres, et leur largeur de 1 mètre. On doit retenir que les places à découvert concédées à perpétuité, doivent avoir 4 mètres de superficie dans la nécropole, 2 mètres 50 dans les jardins, 2 mètres 20 dans les champs communs.

Au bout de combien de temps pratique-t-on les exhumations pour procéder à de nouvelles inhumations?

Après une période de dix ans.

Les corps sont-ils complètement décomposés et sans odeur, ou bien, si la décomposition est incomplete, dans quel état se trouvent-ils?

Les corps inhumés dans la terre sont complètement décomposés.

La terre dans laquelle ont eu lieu les précédentes inhumations ne reste-t-elle pas imprégnée d'émanations plus ou moins désagréables, ou même dangereuses?

Nauséabondes, oui; mais non dangereuses.

Que fait-on des restes des corps exhumés?

On les recueille dans des ossuaires disposés à cet effet, à moins que les familles ne fassent l'acquisition d'une nouvelle concession

Quel est le nombre approximatif annuel des morts pour lesquels sont réclamées des concessions perpétuelles?

Environ 300.

Les cercueils sont-ils placés directement dans le sol?

Dans le nouveau cimetière, ils sont placés directement dans la terre, ou dans les cellules des colombaires, ou dans des tombes souterraines.

Y a-t-il des tombeaux de famille communs, que l'on est obligé d'ouvrir chaque fois que l'on fait une nouvelle inhumation et, dans ce cas, prend-on des précautions spéciales pour mettre les personnes et le public à l'abri des émanations dangereuses?

Non.

Chaque corps est-il, au contraire, placé dans une cellule spéciale, préparée à l'avance et que l'on scelle après l'inhumation?

Oui.

Ces cellules sont-elles placées au-dessus ou au-dessous du sol?

Pour les sépultures à couvert, les cellules sont construites en maçonnerie et disposées le long des galeries souterraines, mais au-dessus du dallage des galeries.

Comment sont-elles disposées?

En général, normalement dans l'axe des galeries; dans peu de cas, parallèlement.

Quelle est la nature et l'épaisseur des maçonneries?

La maçonnerie est en briques neuves fortes, et jointes avec du ciment. — Les plans de pose sont formés de dalles en pierre de granit: la couverture est voûtée. — L'épaisseur des murs de fondation est de 0,45; celle des pilastres de façade, de 0,90; et de la fermeture, 0,25.

Sait-on combien de temps dure, dans ces cellules, la décomposition ou la dessiccation des corps?

Variable.

Ne se produit-il pas de dégagement de gaz ou de liquides à travers les maçonneries?

Oui, dans quelques cas il se produit des dégagements de gaz et de liquides, bien que les cercueils soient en mélèze et doublés en plomb.

S'il y a des concessions temporaires, de quelle durée sont-elles, et suivant quel mode les inhumations sont-elles pratiquées?

Elles sont de dix, vingt, trente et cinquante ans. — Les inhumations dans la terre doivent être faites dans des cercueils de n'importe quelle nature; — dans les colombaires, les cercueils doivent être en mélèze et doublés.

Les exhumations sont-elles permises et dans quelles conditions?

Les exhumations sont permises sur requête de l'autorité judiciaire, aussi bien que pour le transport des corps dans un autre cimetière; dans ce dernier cas, l'autorisation du préfet est nécessaire. De plus, les exhumations sont pratiquées aux heures où l'accès du cimetière est interdit au public, et en présence du médecin municipal et du médecin délégué par l'autorité gouvernementale.

Est-il employé obligatoirement dans les bières des matières absorbantes ou désinfectantes?

Non.

BOLOGNE

Indiquer le chiffre de la population.

109,000. Ce chiffre ne comprend pas la garnison militaire.

Moyenne annuelle des décès.

3,433. Le décès des personnes n'appartenant pas à la population n'est pas compris dans ce chiffre.

Existe-t-il un ou plusieurs cimetières?

Un seul, qui est divisé en champs distincts, par sexe, pour les enfants et les adultes, et en champs partiels, pour les catholiques et les israélites.

Superficie du cimetière.

80,000 mètres carrés.

A quelle distance des maisons habitées?

A 1,500 mètres du mur d'enceinte de la ville de Bologne.

Quel est le délai avant l'inhumation?

24 heures dans le cas de mort ordinaire, et 48 heures dans le cas de mort violente.

Existe-t-il des chambres d'attente dites mortuaires pour les cas de mort apparente?

Non; il existe cependant une chambre destinée à cet usage près de la chambre mortuaire de la ville, mais elle manque d'accommodements nécessaires.

Quelle est la superficie réservée au champ commun;

42,000 mètres carrés.

Aux concessions perpétuelles;

10,000 mètres carrés.

Aux concessions temporaires;

50 mètres carrés.

Aux chapelles, dépositoires, logements de gardiens, etc.

100 mètres carrés.

Nature du sol du champ commun.

Calcaire, fort.

Dimensions et profondeur des fosses, distances observées entre deux fosses consécutives.

Les fosses sont continues dans toute la longueur du champ et profondes de 2 mètres pour les adultes et de 1 mètre 50 pour les enfants.

La distance réglementaire entre deux fosses contiguës est de 25 centimètres.

Au bout de combien de temps pratique-t-on les exhumations pour procéder à de nouvelles inhumations?

Au bout de huit ans.

Les corps sont-ils complètement décomposés et sans odeur, ou bien, si la décomposition est incomplète, dans quel état se trouvent-ils?

Ils sont complètement décomposés et inodores.

La terre dans laquelle ont eu lieu les précédentes inhumations ne reste-t-elle pas imprégnée d'émanations plus ou moins désagréables, ou même dangereuses?

Pour répondre à cette question, je dois faire observer que, dans le cimetière communal, l'inhumation des corps s'opère en autant de fosses longues que le champ peut en contenir en plaçant les cercueils l'un à côté de l'autre, sans laisser la moindre distance entre eux. — Quand une fosse est remplie, on en creuse une autre parallèle, à une distance de 2 mètres 50 centimètres environ, et, entre cet espace, on en creuse trois autres de plus; ainsi de suite jusqu'à ce que le champ soit entièrement occupé.

Par suite d'une telle méthode d'inhumation, les corps étant concentrés dans un espace restreint, le terrain reste imprégné d'une quantité considérable de matières organiques en décomposition, et, par cela même, devient impropre, quelle que soit sa nature, à décomposer les cadavres et à les consumer dans le temps requis, d'où la conséquence qu'il devient le foyer, non-seulement d'émanations désagréables, mais encore de colonnes d'air pestilentielles très dangereuses.

Que fait-on des restes des corps exhumés?

Ils sont transportés dans une enceinte murée appelée ossuaire.

Quel est le nombre approximatif annuel des morts pour lesquels sont réclamées des concessions perpétuelles?

Cinq cents environ.

Les cercueils sont-ils placés directement dans le sol?

Oui.

Y a-t-il des tombeaux de famille communs, que l'on est obligé d'ouvrir chaque fois que l'on fait une nouvelle inhumation et dans ce cas, prend-t-on des précautions spéciales pour mettre les personnes et le public à l'abri des émanations dangereuses?

On les ouvre chaque fois, sans aucune espèce de précaution, en l'absence de prescriptions contraires. En cas d'épidémie, comme il y en a eu en 1855, on pratique des suffumigations.

Chaque corps est-il, au contraire, placé dans une cellule spéciale, préparée à l'avance et que l'on scelle après l'inhumation?

Oui, en faisant observer que les caveaux ordinaires contiennent quatre cercueils.

Ces cellules sont-elles placées au-dessus ou au-dessous du sol?

Elles sont tantôt au-dessus, tantôt au-dessous du sol.

Comment sont-elles disposées?

Les niches sont disposées par terre et d'une élévation de 5 mètres. — Toutes les niches peuvent contenir une famille. — Les niches sont postiches et adhérentes aux murs des galeries. Les caveaux sont pratiqués sous le dallage des loges et des galeries. — Chaque caveau est ordinairement d'un mètre sur deux, et la voûte est couverte d'un carrelage.

Quelle est la nature et l'épaisseur des maçonneries?

La maçonnerie est presque toute en briques. Les galeries ont les murs périmétraux de 0,45 à 0,60 centimètres, de même que le boisage des portes des loges.

Sait-on combien de temps dure, dans ces cellules, la décomposition ou la dessiccation des corps?

L'expérience a démontré que dans les niches situées au-dessus du sol et exposées au midi, la dessiccation des corps s'opère dans l'espace d'un an environ, tandis que dans les caveaux souterrains, la décomposition s'accomplit en deux ans environ.

Ne se produit-il pas de dégagement de gaz ou de liquides à travers les maçonneries?

Oui, quant au dégagement des gaz, mais non quant aux liquides.

S'il y a des concessions temporaires, de quelle durée sont-elles, et suivant quel mode les inhumations sont-elles pratiquées?

Il n'y a de concessions temporaires que par voie transitoire et en faveur de ceux qui désirent faire l'acquisition d'un caveau perpétuel. Dans ce cas, les inhumations sont pratiquées comme d'ordinaire.

Les exhumations sont-elles permises et dans quelles conditions ?

Elles sont toujours permises quand elles sont demandées par l'autorité judiciaire. — Dans tout autre cas, quel qu'il soit, on ne l'accorde que six mois après que l'inhumation a eu lieu.

Est-il employé obligatoirement dans les bières des matières absorbantes ou désinfectantes ?

Non ; excepté dans les cas d'épidémie.

L'état actuel offre-t-il toute garantie et quels sont dans le cas contraire les desiderata *auxquels il faudrait répondre ?*

Il est très évident que la méthode pratiquée jusqu'à ce jour pour les inhumations est contraire aux lois de l'hygiène. — Il serait nécessaire de ne plus ensevelir les corps dans les fosses communes, mais bien en autant de fosses séparées et disposées en files parallèles et numérotées, et de manière qu'elles soient disposées à certaine distance les unes des autres, dans toute l'aire du cimetière.

De cette façon, les centres restent isolés de la décomposition par une certaine quantité de terrain suffisant, ce qui conservera au cimetière les qualités dissolvantes nécessaires.

Et si on devait ouvrir les cellules (contenant ordinairement quatre cercueils) à un bref intervalle de la sépulture, cette opération serait faite au mépris de la principale précaution hygiénique, qui consisterait à introduire, avant de les fermer totalement, du gaz chlore, au moyen de suffumigations à la Gaston Morveau (hypochlorure de chaux et acide sulfurique), afin d'empêcher l'évaporation des gaz fétides et dangereux.

Il faudra faire de même dans les exhumations, en arrosant le terrain avec un solution concentrée de chlore.

Fournir tout autre renseignement qui n'aurait pas été prévu dans ce questionnaire, et dont la pratique répondrait au but qu'on se propose : l'innocuité des cimetières à créer.

Pour qu'un cimetière réponde aux exigences de l'hygiène, comme il a été déjà dit, il serait nécessaire de favoriser les plantations, en ayant soin de disposer les plantes de façon à ne pas entraver la circulation de l'air, mais bien à former obstacle à la diffusion des miasmes vers les lieux habités, et à éviter un trop grand dessèchement des champs exposés aux rayons du soleil. De plus, il serait très utile de cultiver dans les champs les plantes à fleurs, parce que celles-ci ont la propriété de restituer à l'air, à l'époque de leur floraison, l'oxygène qui s'en dégage.

TURIN

Indiquer le chiffre de la population.

Habitants : 212,644.

Moyenne annuelle des décès.

7,500, y compris les morts expulsés, les morts exposés et ceux n'appartenant pas à la population, morts accidentellement à Turin.

Existe-t-il un ou plusieurs cimetières?

Il existe un seul cimetière général, mais il est encore un autre ancien petit cimetière, situé dans l'intérieur d'un faubourg, où l'on ensevelit seulement dans les sépultures privées en murant solidement les cercueils, afin d'empêcher complètement les émanations des miasmes. — Les bourgades hors du périmètre de la ville, qui sont au nombre de douze, ont toutes un cimetière qui leur est propre.

Superficie du cimetière.

Mètres carrés : 152,000.

A quelle distance des maisons habitées?

A 900 mètres de distance des lieux habités.

Quel est le délai avant l'inhumation?

On ne donne pas la sépulture à un cadavre avant qu'il ne se soit écoulé 24 heures depuis la mort, et 48 heures si c'est un cas subit. La mort est toujours constatée par un médecin municipal désigné à cet effet. Le syndic peut permettre aux parents du défunt de garder le cadavre à domicile pendant un laps de temps n'excédant pas trois jours, si le médecin ne le défend pas comme contraire à l'hygiène publique.

Quand le médecin municipal juge qu'il peut être dangereux pour l'hygiène publique de laisser écouler les 24 heures ou 48 heures exigées par la loi, alors on anticipe l'inhumation.

Existe-t-il des chambres d'attente dites mortuaires pour les cas de mort apparente?

Il existe une chambre mortuaire près de l'hôpital S.-Giovani, dont l'entretien et le service sont rétribués par la municipalité, où l'on transporte les individus frappés de mort violente sur la voie publique.

Quelle est la superficie réservée?

Au champ commun .... mètres carrés.	79,800
Aux concessions perpétuelles..........................	27,200
Aux concessions temporaires..........................	7,500
Aux chapelles, dépositoires, logements de gardiens, etc.	6,000
Rues, petites rues, petites places, etc..............	31,500
TOTAL GÉNÉRAL.......... mètres carrés.	152,000

Nature du sol du champ commun.

11

Le terrain dans certains endroits est argileux; dans d'autres, il contient du sable, du gravier et des cailloux.

Dimensions et profondeur des fosses, distances observées entre deux fosses consécutives.

Les fosses pour les adultes ont 2 mètres de longueur 0,75 de largeur et 1,55 de profondeur, avec un rehaussement de 0,25 sur toute la superficie de la fosse. De sorte que du fond de la fosse au sommet de la terre qui la recouvre, il y a 1 mètre 80. — Celles pour les enfants ont 1 mètre 35 de longueur, 0,65 de largeur et 1,55 de profondeur. On laisse un intervalle de mètre 0,75 d'une fosse à l'autre.

Au bout de combien de temps pratique-t-on les exhumations pour procéder à de nouvelles inhumations?

Les sépultures communes ne peuvent être renouvelées qu'après dix ans accomplis depuis la précédente exploitation, et le renouvellement ne se fait qu'après que tout le terrain disponible a été occupé.

Les corps sont-ils complètement décomposés et sans odeur, ou bien si la décomposition est incomplète, dans quel état se trouvent-ils?

Passé dix ans, les corps sont complètement décomposés. — On trouve encore quelques os. Les fémurs, les cubitus, le crâne, les os du bassin sont ensuite déposés dans un ossuaire.

La terre dans laquelle ont eu lieu les précédentes inhumations ne reste-t-elle pas imprégnée d'émanations plus ou moins désagréables, ou même dangereuses?

La terre ne reste pas du tout imprégnée d'émanations désagréables ou dangereuses. Par précaution préventive, on y jette dessus une abondante quantité de chlorure de chaux en poudre.

Que fait-on des restes des corps exhumés?

Au renouvellement des fosses, on recueille les ossements et on les dépose dans l'ossuaire général. — On brûle les débris des cercueils.

Quel est le nombre approximatif annuel des morts pour lesquels sont réclamées des concessions perpétuelles?

Le nombre des concessions perpétuelles qu'on vend dans cette ville est en moyenne de cinquante.

Les cercueils sont-ils placés directement dans le sol?

Les cercueils sont descendus dans la fosse et couverts de terre sans autre procédé.

Y a-t-il des tombeaux de famille communs, que l'on est obligé d'ouvrir chaque fois que l'on fait une nouvelle inhumation et, dans ce cas, prend-on des précautions spéciales pour mettre les personnes et le public à l'abri des émanations dangereuses?

Chaque corps est-il, au contraire, placé dans une cellule spéciale, préparée à l'avance et que l'on scelle après l'inhumation?

Dans les sépultures de famille, on place les cercueils dans la terre, ou bien l'on construit des caveaux souterrains; les cercueils sont maçonnés dans des tumuli, avec de bons matériaux et du ciment, afin d'écarter, quand on en fait l'ouverture, le péril des émanations dangereuses à l'hygiène. Ordinairement, les tumuli sont préparés d'avance, c'est-à-dire quand on construit le caveaux.

Ces cellules sont-elles placées au-dessus ou au-dessous du sol?

Les tumuli sont tous situés sous le niveau du sol.

Quelle est la nature et l'épaisseur des maçonneries?

Les murs qui entourent les cercueils sont construits en briques de 13 centimètres d'épaisseur; ils sont crépis à l'intérieur avec de la chaux hydraulique, et à l'extérieur avec du ciment de Grenoble. Le fond et la couverture des tumuli sont des dalles en pierre, d'une épaisseur de 8 centimètres et d'une seule pièce.

Sait-on combien de temps dure, dans ces cellules, la décomposition ou la dessiccation des corps?

On ne peut préciser. Les cadavres enfermés, dans une caisse forte et dûment murés, seront consumés après deux ans seulement, tandis que d'autres se conserveront intacts huit ou dix ans après la mort. — On pense que cela provient de la plus ou moins grande diligence apportée dans l'exhumation, du genre de la maladie et des médicaments, et aussi de la saison dans laquelle s'est produit le décès.

Ne se produit-il pas de dégagement de gaz ou de liquides à travers les maçonneries?

Si la maçonnerie est construite promptement, il ne se produit jamais aucune exhalaison de gaz, et il est bien rare qu'il se manifeste des filtrations de liquide.

S'il y a des concessions temporaires, de quelle durée sont-elles, et suivant quel mode les inhumations sont-elles pratiquées?

Les concessions temporaires durent trente ans, et les cercueils sont ensevelis dans la terre, dans des compartiments particuliers destinés à cet usage et occupant, pour chaque place, un espace de 1 mètre 50 cent. carrés.

Les exhumations sont-elles permises et dans quelles conditions?

Les exhumations et l'ouverture des tumuli peuvent avoir lieu la nuit, et seulement à partir du 11 novembre jusqu'à la fin de mai, et depuis le 16 septembre jusqu'au 19 octobre, excepté les exhumations ordonnées par la justice ou par autorisation exceptionnelle et préalable du syndic (maire).

Est-il employé obligatoirement dans les bières des matières absorbantes ou désinfectantes ?

Le chlorure de chaux (hypochlorure de chaux) est celui qu'on emploie à pleines mains ou en poudre, ou bien en saturant le linceul dans lequel on enveloppe.

L'état actuel offre-t-il toute garantie et quels sont, dans le cas contraire, les desiderata *auxquels il faudrait répondre ?*

L'état actuel du cimetière à Turin présente la plus grande garantie possible, en ce qui regarde l'hygiene publique.

Fournir tout autre renseignement qui n'aurait pas été prévu dans ce questionnaire, et dont la pratique répondrait au but qu'on se propose : l'innocuité des cimetieres à créer.

Plusieurs autres questions touchant le service funèbre sont traitées par des règlements *ad hoc* et régies par des instructions spéciales au service funèbre, dont on peut envoyer quelque copie sur simple demande.

FLORENCE

Indiquer le chiffre de la population.

Le recensement de 1871 donne les chiffres suivants :

Population stable...........	171,000
D° flottante.........	9,194

Moyenne annuelle des décès.

Il est impossible d'établir une moyenne vu les transformations subites que la ville a dû éprouver par suite du déplacement du siége du gouvernement.

La mortalité pendant l'année 1871 s'est élevée à 6,700, y compris les enfants morts-nés.

Existe-t-il un ou plusieurs cimetières ?

Il existe deux cimetières : un cimetière commun à Trespiano, et un autre, pour les sépultures privées, près la Basilique monumentale de St-Miniato-du-Mont.

Nous avons aussi un cimetière pour les israélites, un autre pour les protestants, et enfin un troisième spécial pour une confrérie appelée *La Miséricorde*, et dans lequel on ensevelit ceux du sexe masculin qui en font partie.

Superficie du cimetière.

Superficie du cimetière commun à Trespiano.....	40,741 mètres.
D° du cimetière monumental de St-Miniato.	42,000 —
Total................	82,741 mètres.

A quelle distance des maisons habitées?

Le cimetière commun de Trespiano est situé à 3 kilomètres au nord de la ville. Le cimetière de St-Miniato, à 560 mètres au sud de la ville, distance supérieure à celle qui est prescrite par la loi, à savoir 100 mètres des lieux habités.

Existe-t-il des chambres d'attente dites mortuaires pour les cas de mort apparente?

L'asile mortuaire de Sainte-Catherine, situé à l'un des angles de la ville, a une superficie de 1,049m257.

Quelle est la superficie réservée au champ commun?

Etant donnée la séparation du champ commun de celui qui est réservé aux sépultures privées sous forme de concessions perpétuelles, la superficie en est dejà indiquée par celle des deux cimetières.

Aux concessions perpétuelles;

Le cimetière de la Miséricorde a 4,800 mètres de superficie, et celui des israélites, 8,000 mètres environ.

Aux concessions temporaires;

Le système des concessions temporaires n'a pas encore été adopté.

Aux chapelles, dépositoires, logements de gardiens, etc.

La superficie des constructions relatives au service du cimetière commun à Trespiano est de 563 mètres, et pour le cimetière de St-Miniato, de 5,500 mètres.

Nature du sol du champ commun.

Argileux à la surface et sablonneux au fond.

Dimensions et profondeur des fosses, distances observées entre deux fosses consécutives.

Les fosses ont 2 mètres 10 de longueur, 0,90 de largeur, et 1,75 de profondeur. L'intervalle d'une fosse à l'autre, dans le sens transversal, est de 0,90, et dans le sens longitudinal, de 0,40.

Au bout de combien de temps pratique-t-on les exhumations pour procéder à de nouvelles inhumations?

La période de rotation va toujours en diminuant, vu le nombre croissant des inhumations dans des cercueils. — Ce terme est actuellement de neuf ans.

Les corps sont-ils complètement décomposés et sans odeur, ou bien, si la décomposition est incomplète, dans quel état se trouvent-ils?

Les exhumations pratiquées après dix-huit mois laissent voir les parties molles décomposées, mais tous les nerfs articulaires ne sont pas encore dissous.

La terre dans laquelle ont eu lieu les précédentes inhumations ne reste-t-elle pas imprégnée d'émanations plus ou moins désagréables, ou même dangereuses?

Même en temps d'épidémie, on n'a pu apprécier aucune influence délétère exercée sur les habitants circonvoisins.

Que fait-on des restes des corps exhumés?

Il existe un vaste local souterrain dans lequel on dépose les ossements, que l'on retire des fosses en faisant les excavations.

Quel est le nombre approximatif annuel des morts pour lesquels sont réclamées des concessions perpétuelles?

130 en moyenne.

Les cercueils sont-ils placés directement dans le sol?

Les cercueils contenant les corps sont placés sur un mur construit comme il est décrit plus loin.

Y a-t-il des tombeaux de famille communs, que l'on est obligé d'ouvrir chaque fois que l'on fait une nouvelle inhumation et dans ce cas, prend-on des précautions spéciales pour mettre les personnes et le public à l'abri des émanations dangereuses?

Les sépultures de ce genre ont lieu dans les chapelles nobles annexées aux villas. Toutefois, elles doivent être isolées et ne point servir au culte public.

Chaque corps est-il, au contraire, placé dans une cellule spéciale, préparée à l'avance et que l'on scelle après l'inhumation?

Chaque cercueil est renfermé dans une cellule spéciale, préparée à l'avance et murée aussitôt après l'inhumation.

Ces cellules sont-elles placées au-dessus ou au-dessous du sol?

Les fosses murées sont sous le sol.

Comment sont-elles disposées?

Elles sont disposées contiguës l'une à l'autre, arrangées rectangulairement, et traversées par des allées de communication.

Quelle est la nature et l'épaisseur des maçonneries?

Les cellules murées où sont déposés les cercueils contenant les corps consistent en une couche de ciment sur laquelle sont posées les parois de la fosse, qui est construite en briques d'une épaisseur de 0,15 centimètres. — Quand elles servent à séparer une fosse de l'autre, les dimensions en varient en raison de la plus ou moins grande pression de la terre. — Le fond des cellules est fait en briques, et la voûte a une épaisseur de 0,15, recouverte par du ciment.

Ne se produit-il pas de dégagement de gaz ou de liquides à travers les maçonneries?

Aucune exhalaison, aucune infiltration.

Est-il employé obligatoirement dans les bières des matières absorbantes ou désinfectantes?

Il n'y a rien d'obligatoire. — Quand la commission sanitaire assiste à la fermeture des cercueils, on emploie la sciure de bois, mêlée avec du sulfate de fer, hypochlorure de chaux, acide phénique.

L'état actuel offre-t-il toute garantie et quels sont, dans le cas contraire, les desiderata *auxquels il faudrait répondre?*

On attend avec une grande anxiété l'approbation du nouveau code hygiénique, qui a été présenté au Sénat.

GRÈCE

Indiquer le chiffre de la population.

Le chiffre de la population du royaume hellénique s'élève à 1,457,894 habitants.

Moyenne annuelle des décès.

La moyenne annuelle des décès s'élève à 32,500.

Existe-t-il un ou plusieurs cimetières?

Dans les grandes villes, il existe deux cimetières; dans les petites villes, ainsi que dans les villages, il n'y en a qu'un.

Superficie du cimetière.

Chaque cimetière comprend une superficie de 1-20 stremmes (hectares).

A quelle distance des maisons habitées?

A 100 mètres, tout au moins.

Quel est le délai avant l'inhumation?

24 heures.

Existe-t-il des chambres d'attente dites mortuaires pour les cas de mort apparente?

Il en existe dans les cimetières des grandes villes.

Quelle est la superficie réservée aux concessions perpétuelles et aux concessions temporaires?

Dans les cimetières des grandes villes, on fait des concessions perpétuelles dont la superficie totale est, dans les uns, un tiers, et, dans les autres, deux tiers de l'étendue entière du cimetière ; le reste en est réservé aux concessions temporaires.

Aux chapelles, dépositoires, logements de gardiens, etc.

Un stremme environ.

Nature du sol du champ commun.

Le sol est calcaire ou sablonneux, ou sec et argileux.

Dimensions et profondeur des fosses, distances observées entre deux fosses consécutives.

Les fosses pour les grandes personnes ont 2 mètres de longueur et 1 mètre de largeur. Toutes les fosses sont recouvertes d'un monceau de terre haut de 1 mètre au moins. La distance observée entre deux fosses consécutives est d'un demi-mètre.

Au bout de combien de temps pratique-t-on les exhumations pour procéder à de nouvelles inhumations?

Dans quelques localités, au bout de trois ans, et dans d'autres au bout de cinq ans.

Les corps sont-ils complètement décomposés et sans odeur, ou bien, si la décomposition est incomplète, dans quel état se trouvent-ils?

On ne rencontre que rarement des corps qui ne soient pas décomposés ; ceux qui ne le seraient pas, on les enterre de nouveau, soit dans la même fosse, soit dans une autre, et au bout d'un an, on les retrouve complètement décomposés. Les corps non décomposés sont enveloppés dans une peau très mince ; mais on n'a jamais fait sur eux des observations minutieuses.

La terre dans laquelle ont eu lieu les précédentes inhumations ne reste-t-elle pas imprégnée d'émanations plus ou moins désagréables, ou même dangereuses?

Non.

Que fait-on des restes des corps exhumés?

On les place dans des ossuaires établis à cet effet.

Quel est le nombre approximatif annuel des morts pour lesquels sont réclamées des concessions perpétuelles?

10-20 morts annuellement ; cependant, à Zante, ils atteignent le chiffre de 300.

Les cercueils sont-ils placés directement dans le sol?

Oui, en général.

Y a-t-il des tombeaux de famille communs, que l'on est obligé d'ouvrir chaque fois que l'on fait une nouvelle inhumation et dans ce cas, prend-on des précautions spéciales pour mettre les personnes et le public à l'abri des émanations dangereuses ?

Il y en a; on ne les ouvre cependant pas chaque fois que l'on fait une nouvelle inhumation, mais après deux à trois ans, et, dans ce cas, on fait usage du chlore.

Chaque corps est-il, au contraire, placé dans une cellule spéciale, préparée à l'avance et que l'on scelle après l'inhumation?

Chaque corps est placé dans une cellule spéciale, bien fermée.

Ces cellules sont-elles placées au-dessus ou au-dessous du sol ?

Toujours au-dessous du sol.

Comment sont-elles disposées?

Elles sont formées de quatre murs, joints, par le haut, au moyen d'une voûte. Elles sont, en outre, surmontées de marbres et divisées en quatre tombeaux.

Quelle est la nature et l'épaisseur des maçonneries?

0,35-0,50.

Sait-on combien de temps dure, dans ces cellules, la décomposition ou la dessiccation des corps?

On n'a point fait d'observations à cet égard; on sait seulement que quand on ouvre les cellules après trois à cinq ans, la décomposition est complète.

Ne se produit-il pas de dégagement de gaz ou de liquides à travers les maçonneries?

Non.

S'il y a des concessions temporaires, de quelle durée sont-elles, et suivant quel mode les inhumations sont-elles pratiquées?

Il y en a dans les cimetières des principales villes; la durée en est de trois à cinq ans; les inhumations sont pratiquées par ordre. Quand tous les tombeaux seront occupés, on recommencera d'inhumer par le premier tombeau, suivant le même ordre ; de sorte qu'il arrive souvent d'ouvrir le même tombeau au bout de 3-10 ans.

Les exhumations sont-elles permises et dans quelles conditions?

Elles sont permises, sur la demande des parents du défunt, au bout de trois à cinq ans. Mais s'ils ne le demandent, c'est le comité du cimetière qui fait opérer la translation des restes mortels. Dans les îles Ioniennes, il est ordonné de faire, pendant cette translation, usage du chlore.

Est-il employé obligatoirement dans les bières des matières absorbantes ou désinfectantes?

Il en est employé dans les cas exceptionnels d'une putréfaction prématurée.

L'état actuel offre-t-il toute garantie et quels sont, dans le cas contraire, les desiderata *auxquels il faudrait répondre?*

Il n'offre de garanties que dans quelques localités. C'est pourquoi il est ordonné : 1° de construire les cimetières sur des emplacements éloignés des villes, faubourgs et villages, et du côté desquels le vent ne souffle que très rarement, et surtout que les cimetières soient situés au nord ou à l'est, bien aérés, placés sur des terrains tant soit peu élevés et à l'abri des inondations, et, si c'est possible, sur un sol calcaire, sablonneux ou sec et argileux ; 2° que les cimetières soient entourés de murs, de fossés ou de haies ; et 3° qu'on y plante des arbres.

Bordeaux. — Imp. administrative Ragot.

www.ingramcontent.com/pod-product-compliance
Lightning Source LLC
Chambersburg PA
CBHW060605210326
41519CB00014B/3576

* 9 7 8 2 0 1 3 7 4 2 0 7 8 *